# DES CAUSES

DE

# DÉPOPULATION A MADAGASCAR

ET DES MOYENS D'Y REMÉDIER

PAR LA

# PUÉRICULTURE

PARALLÈLE AVEC L'EUROPE

## THÈSE

Présentée et publiquement soutenue à la Faculté de Médecine de Montpellier

**Le 3 Mai 1902**

PAR

## RAVELONAHINA

DOCTEUR EN MÉDECINE

MONTPELLIER

IMPRIMERIE DELORD-BOEHM ET MARTIAL

ÉDITEURS DU NOUVEAU MONTPELLIER MÉDICAL

1902

# DES CAUSES

DE

# DÉPOPULATION A MADAGASCAR

ET DES MOYENS D'Y REMÉDIER

PAR LA

# PUÉRICULTURE

## PARALLÈLE AVEC L'EUROPE

## THÈSE

Présentée et publiquement soutenue à la Faculté de Médecine de Montpellier

Le 3 Mai 1902

PAR

## RAVELONAHINA

DOCTEUR EN MÉDECINE

MONTPELLIER
IMPRIMERIE DELORD-BOEHM ET MARTIAL
ÉDITEURS DU NOUVEAU MONTPELLIER MÉDICAL

1902

# PERSONNEL DE LA FACULTÉ

MM. MAIRET (✻)............... Doyen
FORGUE ......... ........ Assesseur

## PROFESSEURS :

| | |
|---|---|
| Hygiène ............................................. | MM. BERTIN-SANS (✻). |
| Clinique médicale........................... | GRASSET (✻) |
| Clinique chirurgicale.... .............. | TEDENAT. |
| Clinique obstétricale et Gynécologie... ............ | GRYNFELTT |
| — Charg. du Cours, M. VALLOIS. | |
| Thérapeutique et Matière médicale................ | HAMELIN (✻). |
| Clinique médicale............................. | CARRIEU. |
| Clinique des maladies mentales et nerveuses ... ..... | MAIRET (✻) |
| Physique médicale ........................ | IMBERT. |
| Botanique et Histoire naturelle médicale........... | GRANEL. |
| Clinique chirurgicale .................... | FORGUE. |
| Clinique ophtalmologique..................... | TRUC. |
| Chimie médicale et Pharmacie................... | VILLE. |
| Physiologie............................. | HEDON. |
| Histologie.................................. | VIALLETON. |
| Pathologie interne......................... | DUCAMP. |
| Anatomie................................. | GILIS. |
| Opérations et Appareils ................. | ESTOR. |
| Microbiologie......................... | RODET. |
| Médecine légale et Toxicologie ............ | SARDA. |
| Clinique des maladies des enfants ............ | BAUMEL. |
| Anatomie pathologique..................... | BOSC. |

*Doyen honoraire :* M. VIALLETON.
*Professeurs honoraires :* MM. JAUMES, PAULET (O ✻)

---

## CHARGÉS DE COURS COMPLÉMENTAIRES

| | |
|---|---|
| Accouchements. ......................... | MM. PUECH, agrégé. |
| Clinique ann. des mal. syphil. et cutanées.... | BROUSSE, agrégé. |
| Clinique annexe des maladies des vieillards.... | VIRES, agrégé. |
| Pathologie externe........................ | DE ROUVILLE, agrégé. |
| Pathologie générale........................ | RAYMOND, agrégé. |

## AGRÉGÉS EN EXERCICE

| MM. | MM. | MM. |
|---|---|---|
| BROUSSE | VALLOIS | L. IMBERT. |
| RAUZIER. | MOURET | H. BERTIN-SANS |
| MONTESSIER | GALAVIELLE | VEDEL. |
| DE ROUVILLE. | RAYMOND | JEANBRAU. |
| PUECH. | VIRES. | POUJOL. |

---

MM. H. GOT. *Secrétaire.*

## EXAMINATEURS DE LA THÈSE

| | |
|---|---|
| MM. BAUMEL, Professeur, *Président* | MM. RAYMOND, Agrégé. |
| DUCAMP, Professeur. | VIRES, Agrégé. |

---

A LA MÉMOIRE ADORÉE DE MON CHER PÈRE

A MA CHÈRE MÈRE

RAVELONAHINA.

A MON PRÉSIDENT DE THÈSE

## Monsieur le Professeur BAUMEL

PROFESSEUR A LA CLINIQUE DES MALADIES DES ENFANTS

RAVELONAHINA.

# AVANT-PROPOS

Il y a bientôt quatre ans que je suis venu en France pour compléter mes études médicales, commencées il y a plus de quinze ans à Madagascar, sous la direction de médecins étrangers, anglais et norwégiens, professeurs à la *Medical Mission Academie*, aujourd'hui remplacée par l'Ecole de médecine indigène, créée par M. le Gouverneur général Gallieni.

Sans oublier ce que j'ai appris à leur enseignement, je dois reconnaître que c'est, surtout, auprès des malades que j'ai le plus acquis, pendant que j'ai pratiqué la médecine dans mon pays.

Mais, en face de la leçon de la Nature, livré à mes seuls efforts, j'ai senti qu'il me manquait une directrice, et je suis venu la chercher en France, en puisant dans l'expérience et la science des professeurs de cette Ecole une expérience nouvelle.

Durant ces quatre années, mon souvenir est allé fréquemment vers mon pays, où m'attendent ma famille et mes enfants; mais chaque fois, j'ai été encouragé à persister dans mon travail solitaire par la bienveillance de mes maîtres et par la certitude que j'avais, qu'en m'instruisant à leur école, je pouvais faire quelque bien à mon retour sur la terre de Madagascar.

Et quand, revenu sur les hauts plateaux de l'Imerina qui m'ont vu naître, j'aurai retrouvé mes parents et mes amis, ma pensée ira souvent vers Montpellier, comme un remerciment bien sincère et un témoignage de profonde gratitude envers mes maîtres de cette Faculté.

Que M. le professeur Baumel veuille bien agréer mes respectueux remerciments pour l'honneur qu'il m'a fait, en acceptant de présider ma thèse.

Toute ma reconnaissance va également de grand cœur à MM. les professeurs qui ont été mes juges dans les divers examens.

J'adresse un particulier remerciment très cordial à M. Hubert Coustan, externe des hôpitaux, interne intérimaire du service de la clinique infantile pour les observations qu'il a bien voulu prendre à mon intention dans ce service, qu'il connaît à fond.

A tous, merci.

# DES CAUSES

DE

# DÉPOPULATION A MADAGASCAR

ET DES

## MOYENS D'Y REMÉDIER PAR LA PUÉRICULTURE

## INTRODUCTION

Mes Maîtres s'étonneront que j'aie choisi un sujet de thèse aussi rebattu, et que j'aie traité dans ce travail des maladies si souvent étudiées.

C'est que les maladies ne se comportent pas de la même façon sous toutes les latitudes : si le *paludisme* est presque bénin en France, ses méfaits sont souvent terribles dans les pays tropicaux : de même, la *syphilis*, la *morti-natalité*, la *gastro-entérite*, n'atteignent jamais, en Europe, la mortalité qu'elles présentent à Madagascar.

C'est une affaire de race, de climat, d'instruction, d'état social, etc., et c'est pourquoi j'ai pensé qu'il n'est pas banal d'indiquer à ceux qui font mal, dans mon pays, croyant bien faire, qu'ils perpétuent des erreurs dangereuses, qu'ils vivent de préjugés, et qu'ils font ainsi du tort à leur patrie, en facilitant la dépopulation.

M. le général Gallieni, gouverneur général de Madagascar, a ouvert largement la voie aux grandes réformes ; c'est pourquoi j'ai voulu montrer à mes compatriotes qu'on peut éviter la grande mortalité signalée en observant strictement les règles de l'hygiène. Et ce ne sera pas le moindre titre de gloire de cet éminent administrateur, d'avoir organisé, dans ce but, l'assistance médicale à Madagascar dès que la pacification fut faite, par ses instructions du 15 juin 1898 et 9 mars 1901.

Les jeunes médecins malgaches ne peuvent que le suivre et mettre à profit ses instructions pour le plus grand bien de la grande île africaine, — car la race hova a toujours été prompte à adopter toutes les mesures européennes qui devaient être un bienfait pour Madagascar.

Nos ancêtres nous ont raconté qu'à l'époque où notre grand roi Andrianampoinimérina régnait sur Madagascar, il fit un jour venir son fils Radama Ier (c'était à la fin du XVIIIe siècle), et lui dit :

*Misy lahy fotsy mijery fanja Kanao*

Il y a un homme blanc qui guette votre royauté.

Depuis lors, la tradition parlée nous a transmis cette prophétie, mais personne ne pouvait dire quel serait cet « homme blanc ».

Les étrangers savaient depuis longtemps combien les Hovas étaient jaloux de leur autorité et de leur suprématie, mais il existe aussi un proverbe malgache qui dit :

*C'est le plus jaloux qui épousera plus tard.*

Or, au moment où la colonne française arrivait devant Tananarive, le 30 septembre 1895, chacun se demandait, parmi les indigènes, s'il n'arrivait pas, cet homme blanc prophétisé par notre ancienne histoire......

Aujourd'hui, nous savons que « c'est du Nord que nous vient la lumière » et que cet homme blanc : — c'est le Progrès, — que nous a apporté la France ; car un autre proverbe malgache affirme :

*Ny avara-pianarana :*
Ce qui vient du Nord mérite d'être imité !

Et maintenant, avant d'énumérer et de décrire les causes de dépopulation à Madagascar, il me faut, pour être bien compris et pour expliquer aussi les circonstances qui atténuent les erreurs hygiéniques de mes compatriotes, donner un aperçu succinct du climat de Madagascar, de son ethnographie et de la psychologie des indigènes.

# CHAPITRE PREMIER

## Géographie. Climatologie, Ethnographie

---

### A. — APERÇU GÉOGRAPHIQUE

L'île de Madagascar se trouve à environ 3.000 lieues de France, dans l'Océan Indien (hémisphère Sud), comprise entre 11°, 57′ 17″ et 25° 38′ 55″ de latitude S. et entre 40° 51′ 50″ et 48° 7′ 40″ de longitude E.

Dans sa plus grande longueur — du Cap d'Ambre au Cap Sainte-Marie ; — elle a 1580 kilomètres,

Sa largeur moyenne est de 430 kilomètres. Sa superficie totale est d'environ 600.000 kilom. carrés, dépassant la superficie des trois pays réunis : La France (529.000 kilom. carrés), la Belgique (29.457 kilom. carrés), et la Hollande (38.000 kilom. carrés).

La population est d'environ 3 000.000 d'habitants ; soit 8 habitants et une fraction par kilomètre carré ; proportionnellement à la France, Madagascar est neuf fois moins peuplée qu'elle.

Les côtes de l'île présentent un développement de 5.000 kilomètres environ, ce qui explique la fréquence du *paludisme* à Madagascar. Toutefois, ce développement de côtes est faible, car elles ne sont pas très découpées. La côte orientale surtout l'est très peu, elle est même presque rectiligne de Fort-Dauphin à Fénérife.

La plus grande partie de l'île est située sous la *zone torride*; l'extrême-Sud, seul, appartient à la zone tempérée.

Pays montagneux, composé de hauts pâturages variant de 1000 à 1200 mètres, et descendant à la côte par des échelons rapides du côté de l'Est, prolongés au contraire, du côté de l'Ouest, par des plaines étendues que coupent des plateaux calcaires, anciens récifs de coraux. — Madagascar est sillonné par une multitude de cours d'eau.

On y trouve un certain nombre de lacs, les uns et les autres poissonneux. — Sur le plateau central, on trouve dans les rivières des écrevisses de dimensions énormes, à chair excellente, des anguilles grosses comme un cruchon de bière et de nombreux crocodiles.

C'est, d'ailleurs, le seul animal redoutable de l'île [1].

## B. — CLIMATOLOGIE

Madagascar s'étend du Nord au Sud sur 1,580 kilomètres: les diverses régions qui composent son territoire ont des altitudes très variables. Il n'est donc pas étonnant que les conditions de température ne soient pas les mêmes sur les côtes Est et Ouest, dans le Sud, dans le Nord et sur les plateaux.

Si la chaleur est très forte sur le littoral, elle est très supportable sur les hauteurs. A mesure que l'on s'éloigne du bord de la mer pour gravir les pentes du massif central, on rencontre des climats de plus en plus tempérés. En Imérina, il n'est pas rare de voir la grêle tomber sur l'Ankaratra, et la glace se former sur les flaques d'eau du massif.

[1] *Guide de l'Immigrant à Madagascar*, T. 1 (3 vol. et un atlas) publié par la Colonie, avec le Concours du Comité de Madagascar. (Paris, 1899, — Armand Colin et Cie, éditeurs).

Mais quelle que soit la région de l'île que l'on considère, la division de l'année en deux saisons bien distinctes s'impose : *saison chaude* ou *pluvieuse*, et *saison sèche* : la première commence en octobre pour finir en mars, la saison sèche comprend les six autres mois de l'année.

Bien entendu, les maximum et minimum de température correspondant à chacune de ces deux saisons ne sont pas les mêmes sur les côtes et sur le plateau ; ils diffèrent même à l'Ouest et à l'Est.

Voici un tableau établi par M. Alfred Grandidier, après de nombreuses observations personnelles corroborées dans la suite par les observations de l'Observatoire de Tananarive et des médecins français du corps d'occupation.

| COTE OCCIDENTALE | PLATEAU | COTE ORIENTALE |
|---|---|---|
| *Tulléar* | *Tananarive* | *Tamatave* |
| Minimum + 16° (Juillet) | + 6° (Juin-Août) | + 16° (Juillet) |
| Maximum + 33° (Janvier) | + 29° (Novembre) | + 33° (Déc.-Janvier) |

Il convient de remarquer qu'il n'y a pas un grand écart entre les températures minimum et maximum. Il est, pour les deux saisons, de 17° à Tulléar, de 23° à Tananarive, de 17° à Tamatave ; c'est-à-dire que Madagascar jouit d'un climat égal, peu exposé aux sauts brusques de température. A Montpellier, les écarts sont de près de 50 degrés, puisqu'on voit des minima de — 10°, l'hiver, et des maxima de + 38°, l'été. C'est un grand avantage que procurent à Madagascar les mers qui l'entourent et les courants qui assurent à celles-ci une température normale.

En ne tenant compte que de la situation géographique de Madagascar, et si nous exceptons d'une part son extrémité Nord, qui fait partie de la zone équatoriale, d'autre part son extrémité Sud, qui est en dehors de la zone torride, le climat de la grande île africaine doit être compris dans la catégorie des *climats tropicaux*.

Or, ceux-ci sont caractérisés par deux saisons bien tranchées, l'une *sèche* et en général *fraîche*; l'autre *chaude* et *humide*; par l'écart quelquefois considérable de la température des deux saisons; par des variations nocturnes très sensibles, par des différences et le manque de corrélation entre la tension de la vapeur d'eau et l'état de saturation de l'atmosphère, suivant que l'on est dans la *saison sèche* ou dans *l'hivernage*; par une hauteur barométrique généralement supérieure à 760 millimètres, par des écarts dans les hauteurs normales du baromètre et des dépressions dues aux tempêtes tournantes (*cyclones*), par le peu d'amplitude des oscillations diurnes, enfin par une tension électrique considérable. Grâce aux observations qui ont été faites par des savants aussi consciencieux que modestes, parmi lesquels le R. P. Colin est le premier à citer, on a des données de haute valeur sur la climatologie de plusieurs régions de Madagascar, mais il faudra encore de nombreuses années pour arriver à une connaissance complète des météores et des autres facteurs climatériques de l'île[1].

Nous ne parlerons ici que du climat de l'Imerina, habité par les Hovas, seule région où, jusqu'ici, les statistiques médicales avaient été tenues, depuis l'occupation française, avec une rigueur vraiment scientifique.

## Climat des hauts plateaux

### (CLIMAT DE L'IMERINA)

La région des hauts plateaux, le Betsileo et l'Imerina[2], jouit d'un climat relativement tempéré par rapport aux

---

[1] Guide de l'Immigrant à Madagascar. T. 1.

[2] L'Imerina, dont la capitale est Tananarive.

autres régions de l'île, qui se rapproche beaucoup de celui de Tananarive. Ce dernier peut donc servir de type pour toute la région des hauts plateaux.

L'observatoire de Tananarive se trouve par 45° 11′ 30″ de longitude Est (méridien de Paris) et par 18° 55′ 2″ de latitude Sud; son altitude est 1400 mètres. Il se trouve donc dans la région dite tropicale; mais, grâce à son altitude, il jouit d'un climat tempéré, fort différent de celui des régions de même latitude, mais moins élevées.

A Tananarive, les Européens distinguent généralement deux saisons : la *saison sèche*, caractéristique d'un abaissement de température, et la *saison des pluies*, caractérisée non seulement par les pluies très fréquentes, mais aussi par une élévation de la température.

*Saison des pluies.* — La saison des pluies dure à peu près du mois de novembre au mois d'avril, soit six mois de l'année.

Vers le milieu ou la fin de novembre, commencent d'ordinaire les premières pluies mêlées d'orages.

La constatation de la quantité de pluie qui tombe à Tananarive et dans l'Imerina donne un résultat bien inférieur à celui qu'on suppose souvent. On est porté à croire que, parce que Madagascar est située en grande partie sous les tropiques, la quantité de pluie qui y tombe annuellement doit avoir un caractère tropical. Cette croyance semble, d'ailleurs, confirmée par quelques pluies torrentielles (une douzaine au plus dans chaque saison), — qui durent parfois neuf ou dix heures, et cependant ces pluies sont l'exception.

Elles sont très violentes pendant un petit orage, et il n'est pas rare de les voir tomber chaque après-midi, pendant des semaines entières. Mais, en général, la pluie tombera plus abondamment pendant la première heure que pendant les autres.

La plus grande quantité d'eau tombée en une journée, qui ait été enregistrée pendant toute une année (1er juillet 1877 au 1er juillet 1878), a été de 0m.26, alors que le pluviomètre n'accuse d'ordinaire, à cette époque, pas plus de 2 à 3 centimètres.

Les matinées sont généralement belles; du reste, après un certain temps où la pluie tombe régulièrement chaque nuit, il survient presque toujours un intervalle de beau temps, qui peut durer une semaine et même davantage et pendant lequel il ne pleut plus. On peut dire que la pluie ne tombe que pendant les deux tiers environ du total des jours de la saison des pluies, et, pendant ce temps, la quantité d'eau recueillie est relativement faible, en comparaison du nombre de jours. Si l'on consulte le tableau I, on voit que la quantité totale de pluie tombant annuellement n'est pas très élevée, que le nombre de jours pendant lesquels elle tombe ne dépasse guère 100, et qu'il est peu de jours où la quantité tombée excède 8 millimètres.

Les mois les plus humides sont la dernière moitié de décembre, janvier, février. Pendant ces mois, on a souvent une semaine ou une quinzaine de pluie avec de très courtes éclaircies, pendant lesquelles le soleil brille.

La quantité d'eau recueillie annuellement en Imerina est très faible, comparativement à ce que l'on observe sur la côte, et dans d'autres colonies également situées sous les tropiques. Cette différence est due à l'élévation de la région centrale.

C'est seulement pendant les mois les plus chauds de l'année que l'humidité de l'air est insuffisante pour parvenir aux régions les plus hautes du pays et occasionner des pluies torrentielles.

Un signe précurseur à peu près infaillible consiste surtout dans les bandes de *strato cirrus* ou de *cirro-cumulus* qui, dès le matin, flottent dans les hautes couches de l'atmosphère et se déplacent lentement dans la direction du Nord-Ouest au Sud.

## TABLEAU I

*Chute des pluies mensuelles pendant 5 années.*

| ANNÉES | JANVIER | FÉVRIER | MARS | AVRIL | MAI | JUIN | JUILLET | AOÛT | SEPTEMBRE | OCTOBRE | NOVEMBRE | DÉCEMBRE | TOTAL |
|---|---|---|---|---|---|---|---|---|---|---|---|---|---|
| | mm | mm. | mm | mm. | mm | mm | mm. | mm. | mm. | mm. | mm | mm. | mm. |
| 1890 | 180.08 | 152.07 | 123.08 | 131.00 | » | 13.02 | 2.40 | 0.58 | 0.58 | 150.03 | 239.01 | 299.55 | 1297.52 |
| 1891 | 117.00 | 208.43 | 351.33 | 45.28 | 4.60 | 2.24 | 5.57 | 5.34 | 19.82 | 281.73 | 36.35 | 183.89 | 1291.76 |
| 1892 | 363.74 | 339.96 | 30.07 | 50.64 | 5.74 | 6.65 | 4.42 | 11.75 | 4.25 | 56.11 | 75.17 | 281.13 | 1229.62 |
| 1893 | 258.53 | 241.82 | 186.07 | 100.01 | 41.31 | 14.12 | 14.60 | 8.97 | 2.37 | 82.19 | 16.16 | 503.43 | 1469.48 |
| 1894 | 473.00 | 218.11 | 229.57 | 18.44 | 34.96 | 5.97 | 8.49 | 35.07 | 62.44 | 19.02 | 103.27 | 401.32 | 1607.72 |

L'alizé faiblit, souvent le calme est complet. Puis, vers une heure du soir, le baromètre baisse rapidement, l'orage se forme. S'il doit traverser rapidement la région, l'allure de la courbe décrite est brusque et la hausse succède vite à la baisse.

Si l'orage ou plusieurs orages successifs sont sur le point d'éclater dans la région, la baisse est lente et la hausse n'arrive que fort tard, vers les cinq ou six heures.

Déjà le vent a tourné vers le Nord-Ouest, et il souffle par légères bouffées. Sur les flancs du massif montagneux de l'Ankaratra ou vers les régions du Sud-Ouest, le temps est sombre, menaçant : au bout d'une heure et même moins, le vent souffle avec violence du Nord-Ouest ou du Sud-Ouest, la pluie tombe à torrents, la tempête se déchaîne pendant une heure environ et se déplace lentement dans le sens direct, c'est-à-dire des aiguilles d'une montre[1].

Beaucoup d'Européens prétendent qu'il survient des trombes à l'époque des plus fortes pluies, et ce témoignage semble confirmé par les indigènes qui donnent le nom de *ram-bon-danitra* (littéralement : *queue du ciel*) à ces phénomènes. Sous le gouvernement malgache, pendant la saison où l'on s'attendait à les voir paraître, une garde était établie, et dès son apparition, on tirait un coup de canon pour la dissiper. D'ailleurs, si ces trombes existent, elles doivent être très rares : mais, en revanche, on est exposé à de furieuses tempêtes de vents, avant-coureurs de violents orages, accompagnés de fortes pluies et quelquefois de grêle.

Ces tempêtes de vent, ces *cyclones*, car ce sont de vrais cyclones, ne durent guère plus de dix minutes, mais pendant ce temps on peut croire qu'elles emportent tout avec elles. Parfois, elles dissipent la pluie menaçante ; mais souvent elles sont accompagnées de nuages bas, rasant les collines et inondant le sol d'un déluge d'eau ; très peu de maisons malgaches y résistent sans faire eau par le toit.

Ces tourmentes, ou plutôt ces forts ouragans, d'un caractère local et de courte durée, semblent occasionnés par la chute violente et subite de grêle et de pluie refroidissant brusquement l'atmosphère chaude. Cet air, passant sans transition d'une température élevée au froid, se condense rapidement et se précipite vers les couches plus chaudes et

[1] P. Colin. — Extrait d'une Conférence du P. Colin à la Société de géographie commerciale de Paris.

plus légères. Il avance par la puissante pression de l'orage qui le suit avec une furie croissante, et anéantissant tout ce qui s'oppose à son passage et qui n'est pas assez fort pour résister à sa pression. De tels ouragans, durant quelques heures, amèneraient des désastres incalculables.

La température moyenne, déduite de treize années d'observations en deux endroits de la capitale et dans des conditions évidemment défectueuses d'installation, donne pour résultat 18°.

Un thermomètre, placé sous l'abri réglementaire et exposé à tous les vents, a donné + 16°2 comme moyenne de trois années. Ce chiffre prouve que, à l'altitude des hauts plateaux, on jouit d'une température douce, uniforme, exempte de grandes oscillations thermiques qu'on éprouve même dans les meilleurs climats d'Europe.

Pendant un espace de 17 années, la température moyenne a donné 17°9. On peut voir la progression des températures mensuelles pendant ces 17 années dans le tableau II ci-dessous.

## TABLEAU II

*Températures moyennes mensuelles durant 17 ans.*

| Janv. | Février | Mars | Avril | Mai | Juin | Juillet | Août | Septem. | Octob. | Novem. | Décem. | Moyenne |
|---|---|---|---|---|---|---|---|---|---|---|---|---|
| 20°3 | 20°6 | 20°0 | 19°1 | 17°3 | 14°6 | 14°0 | 14°6 | 16°5 | 18°6 | 19°7 | 20°0 | |

A 30 centimètres de profondeur, le terrain primitif, composé d'argile rouge, subit les variations de l'air extérieur. Sa température moyenne est un peu supérieure à 18°; elle est de 19° 4 à la profondeur de 30 centimètres; 19° 7 à 1 mètre, et 20° 5 à 4 mètres.

L'évaporation qui, à son tour, dépend de la chaleur de l'air, de son degré d'humidité et de la vitesse du vent, suit une marche analogue à celle de la température.

La saison des pluies diffère enfin de la saison sèche, en ce qu'elle amène des cas de *paludisme* ; il y a recrudescence de fièvre après la récolte du riz, à la fin de la saison des pluies.

*Saison sèche ou froide.* — Durant la saison sèche, les jours sont plus courts que les nuits ; ils ne durent que 11 heures, tandis qu'ils durent 13 heures en moyenne pendant la saison des pluies. Les différences extrêmes du jour le plus court au jour le plus long de la même année ne dépassent guère 2 heures ; en 1897, elle était de 2 heures 11. (Observatoire de Tananarive).

Nous donnons ci-après un graphique de la durée comparée des jours en France et à Tananarive pendant l'année 1897. (Tableau III).

## TABLEAU III [1]

*Durée moyenne mensuelle comparée des jours à Tananarive et en France, en 1897.*

### OBSERVATOIRE DE TANANARIVE

| Tananarive | 12 h. 48' | 12 h. 36' | 12 h. 4' | 11 h. 33' | 11 h. 2' | 10 h. 52' | 11 h. 00' | 11 h. 20' | 11 h. 52' | 12 h. 27' | 2 h. 52' | 13 h. 11' |
|---|---|---|---|---|---|---|---|---|---|---|---|---|
| France | 8 h. 47' | 10 h. 14' | 11 h. 48' | 13 h. 39' | 15 h. 5' | 15 h. 50' | 15 h. 34' | 14 h. 15' | 12 h. 31' | 10 h. 44' | 9 h. 11' | 8 h. 17' |

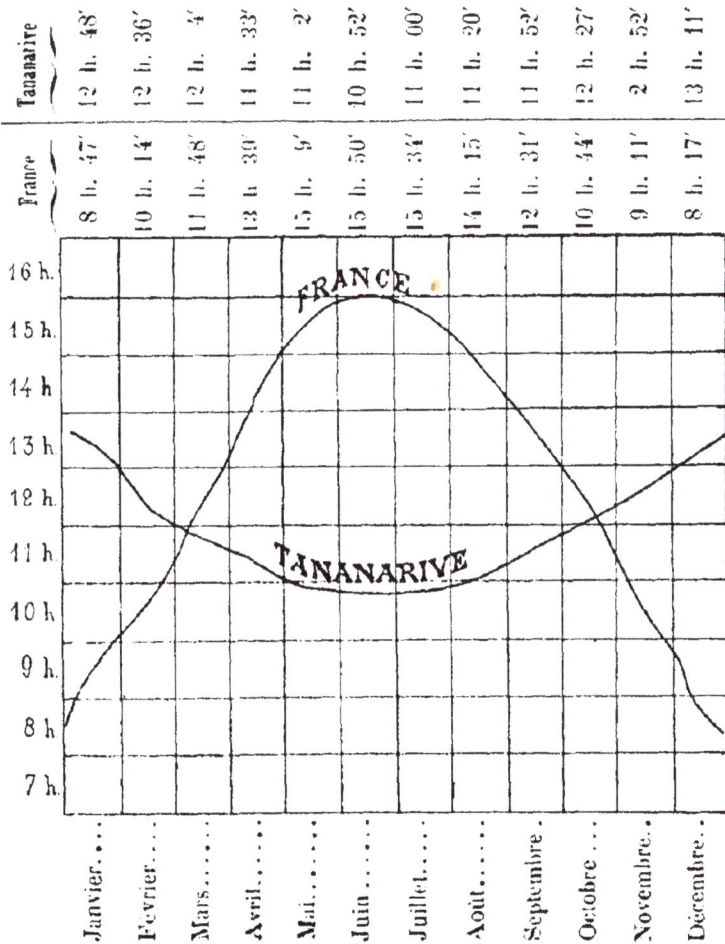

[1] Tableau extrait du Guide de l'Immigrant à Madagascar (T. I, p. 275).

On remarquera que les jours les plus longs sont les 9, 10, 11 décembre, qui présentent une durée de 13 h. 8, et les jours les plus courts tous ceux de la période s'étendant du 10 juin au 1er juillet inclusivement, période pendant laquelle leur durée demeure constante et égale à 10 h. 52.

Ces détails circonstanciés sur la quantité d'eau tombée sur les hauts plateaux expliquent l'apparition des maladies infectieuses si fréquentes à l'époque de l'hivernage (saison humide et chaude).

En novembre, décembre, janvier, la chaleur est très forte au milieu du jour; le soir, la pluie tombe abondamment, puis deux ou trois jours se passent sans pluie. La terre se dessèche, les fermentations du sous-sol sont actives : c'est alors la diarrhée, la dysenterie, la fièvre typhoïde qui apparaissent, surtout sur les enfants mal surveillés, mangeant des fruits peu mûrs, et exposés aux influences telluriques par leur peu de confortable.

En mars, avril, mai, la terre se dessèche peu à peu; c'est alors la bronchite, la coqueluche les fièvres éruptives.

En juin, juillet, août, septembre, la variole, l'influenza ;

En octobre, novembre, la pneumonie souvent mortelle.— C'est l'époque des transitions brusques de température et des refroidissements redoutables.

## Aperçu Sismique

Madagascar appartenant, par sa constitution géologique, à l'Océan Indien, dont les îles sont probablement les vestiges d'un immense ensemble de terres aujourd'hui disparu, est, comme la plupart d'entre elles, fréquemment soumise à des secousses sismiques ou *tremblements de terre*. Mais, jusqu'à ce jour, les oscillations se sont contentées d'être bénignes.

et, si elles ont fortement effrayé tous ceux qui les ont res-
senties, aucune catastrophe ne s'est produite.

Les dernières ont eu lieu à Madagascar pendant les années
1897-98, les oscillations ayant duré de 10 à 15 secondes.

## C. — APERÇU ETHNOGRAPHIQUE

Les *Hovas* (hommes libres), qui peuplent les hauts plateaux, ont la peau claire, les cheveux droits; les traits du
visage se rapprochent plutôt de la race Mongolique que de
la race nègre. Ils sont de stature grêle.

Les autres Malgaches sont assez différents entre eux; ceux
de la côte ouest empruntent au sang nègre une physionomie
assez particulière; mais les *Sakalaves* ou *Betsimisarakas*, les
*Betsileos* les *Tanalas*, les *Baras* ou *Antankaras*, se ressemblent
beaucoup plus entre eux qu'ils ne ressemblent aux Hovas.
Tous sont des *négroïdes*; les Hovas, seuls, n'en sont pas. On
ignore même exactement leur provenance. Race conquérante,
la race claire (les Hovas) est venue, pense-t-on, de la
Malaisie.

Leur arrivée à Madagascar s'est produite en pleine
période historique, c'est-à-dire récente; ils sont certainement étrangers et nouveaux venus, mais la question de leur
origine n'est pas complètement élucidée.

Les Hovas sont groupés autour de l'Ankaratra, le plus
haut sommet de Madagascar, dans la province de l'Imérina.
Ils ont essaimé sur la côte ouest au Bonéni, à l'Ambongo,
au Betsiriry, mais ils y sont rares, car la fièvre les en a chas-
sés. Les Hovas à teint clair ne prospèrent réellement que
dans l'air salubre des hauts plateaux. Supérieurs, par nature,
aux autres Malgaches, policés, intelligents, ils sont le premier peuple de l'île. Ils ont adopté rapidement les nou-

veautés européennes, et leur province d'Imérina, la plus
aride de l'île, n'en est pas moins la plus cultivée et la plus
riche.

Les Hovas sont, tout au plus, un million[1]. C'est avec eux
que se fera le repeuplement et la colonisation, car ce sont
les plus prolifiques et les plus intelligents, c'est-à-dire ceux
qui ont le plus souci de l'hygiène, et le plus à cœur d'implan-
ter dans leur pays les bienfaits de la civilisation

## PSYCHOLOGIE DES MALGACHES

Lorsqu'on veut étudier les maladies d'un pays qui, bien
souvent, sont dues pour la plupart à des fautes contre l'hygiène, à des préjugés, à des traditions, à des coutumes
anciennes, il faut étudier d'abord l'indigène au point de vue
de ses traditions, de ses préjugés, de ses coutumes, de ses
croyances. Alors, on peut se rendre compte que ce que l'on
attribue parfois à la sauvagerie, à l'ignorance, à la supers-
tition est le résultat de croyances parfois respectables, quoi-
que en opposition avec le progrès.

C'est pourquoi je vais montrer que la conception que mes
compatriotes ont de la mort, ou d'un *être supérieur* n'étant
pas celles qu'ont les peuples européens, on peut s'expliquer
facilement pourquoi ils semblent si indifférents, si ignorants,
lorsqu'il s'agit des maladies ou des moyens de conserver
leur santé.

Dans mon pays, on ne croit pas que la mort nous fasse
complètement disparaître; il reste de nous quelque chose
de vivant, quelque chose qui n'est pas la matière, mais un
assemblage vague et vaporeux de contours qui conservent
les formes du défunt; c'est son image, mais ce n'est pas lui.

[1] *Guide de l'immigrant à Madagascar*, t. Ier.

Cette ombre vivante va dans un autre séjour retrouver ceux qui l'ont précédée. Le mort continue là-bas la vie commencée sur cette terre, mangeant l'ombre du riz avec l'ombre d'une cuillère.

Ceci explique le culte que les Sakalaves, par exemple, ont pour les mânes de leurs ancêtres; d'ailleurs les indigènes de toutes races, de Madagascar, ont une conception uniforme de l'au-delà.

Un *Dieu tout puissant, Immortel, Créateur* de toutes choses, préside à leurs destinées. Ce Dieu, ils l'appellent *Andriamanitra, Zanahary,* ou *Ranahary,* suivant les régions. Ils croient en lui, mais ils ne lui réservent aucune prière, aucun culte extérieur.

La vraie religion est partout celle pour laquelle des rites ont été établis et sont encore pieusement conservés : — je veux parler du *culte des ancêtres.* — On honore le corps qui est enfermé dans le tombeau ; on croit que le défunt est toujours vivant, qu'il a besoin de nourriture ; on croit qu'il est bienveillant ou malveillant envers ceux qui sont restés sur terre. Donc, d'une façon générale, mes compatriotes[1] ont un grand respect pour les morts, qu'ils honorent par des sacrifices. Ils croient aux esprits des défunts, à la vie des morts, et à leur intervention dans le monde des vivants.

Voilà comment on peut expliquer que des épidémies de variole, par exemple, ont éclaté lorsque des malgaches sont allés ouvrir les tombeaux de leurs ancêtres après une année d'inhumation, pour leur apporter de nouveaux *lambas* (vêtements d'apparat).

Ce corps toujours vivant, transporté dans un séjour qui n'est pas le nôtre, a droit à tout le culte, il est transformé en esprit (*lolo, arelo*), mais conserve sa forme ; il revient sou-

---

[1] Je parle de ceux chez qui la civilisation n'a pas encore pénétré.

vent visiter sa famille, son ancien foyer ; il a besoin de manger, de boire, il devient un Dieu exigeant, il veut paraître riche, bien vêtu, avoir beaucoup d'esclaves et de bœufs, et malheur à celui qui ne lui rendrait pas les honneurs qui lui sont dus ; il n'accorde ses faveurs que si on lui fait beaucoup de sacrifices.

Ordinairement, les *lolos* aiment à rester à côté de leurs parents pour participer à leur existence, ils se plaisent au milieu d'eux, mais ne révèlent leur présence que dans les limites du territoire qu'ils ont autrefois habité.

Il résulte de tout cela un *culte des morts particulier*, qui consiste dans l'accomplissement de certaines cérémonies dont le but est de rendre les morts favorables ou de les apaiser si leur colère se manifeste. Ces cérémonies ont lieu à certains jours *fastes*, à l'exclusion absolue de tous les autres jours dits *fady*.

Le vendredi est *faste* par excellence, le mardi est *fady*. Les autres jours de la semaine sont divisés différemment suivant les régions. Les membres vivants entretiennent les tombeaux de leurs ancêtres auxquels ils vont offrir des animaux, des boissons, des lambas neufs, et ils leur adressent des prières dont voici la formule ordinaire : « Me voici, mon ancêtre, je viens, avec ma famille t'apporter une part de tout ce qui est à toi, sois nous favorable et accorde-nous ce que nous demandons (*suivent les demandes*). » Parmi les ancêtres, ceux qui ont droit aux plus grands honneurs sont les Vazimbas, les aînés de tous les ancêtres, dont le souvenir disparaît dans la nuit des temps [1].

On comprendra, d'après ce que je viens d'écrire, le pouvoir qu'exercent nos ancêtres sur l'imagination et la conduite des

[1] *Conception de la mort chez les Malgaches* (Revue de Madagascar, nº 9, 1901. Ch. Bénévent).

vivants, et pour peu que les sorciers s'en mêlent, les ordres des ancêtres peuvent être exécutés, et l'être, surtout, quand les sorciers sont leurs interprètes [1]. Ayant le pouvoir de procurer le bonheur, ou d'occasionner le malheur, les ancêtres devaient être l'objet d'un culte, formant presque une religion.

Le respect et le dévouement à l'égard des ascendants, ainsi que le sentiment de l'obéissance, sont des vertus naturelles aux jeunes indigènes de Madagascar. M. Marchand a vu des fils demander comme une grâce de prendre la place du père condamné à la prison. Et d'après la coutume de certaines tribus, l'enfant qui maltraite son père ou sa mère, ou qui profère des injures à leur adresse, est puni de mort, ou chassé de la tribu, suivant la gravité de son acte [2].

Ce que je viens de dire se rapporte surtout à ceux de mes compatriotes qui habitent en dehors de l'Imerina ; en effet, dans le plateau central, la civilisation a pénétré beaucoup plus largement, et, sous l'influence de l'instruction, ou des pasteurs des différents cultes, d'autres conceptions philosophiques sont nées dans l'esprit des Hovas, que le progrès entraîne chaque jour de plus en plus vers les idées européennes

Nous pouvons respecter nos ancêtres et vénérer leur souvenir, sans nous croire obligés de rester dans l'ornière de leur ignorance, car le progrès rompt les attaches ataviques. Il y a cinquante ans, aucun Européen n'aurait cru que l'on pût, un jour, envoyer une dépêche télégraphique en quelques minutes à Tananarive, ou causer par téléphone de Montpellier à Paris ; et il ne viendra jamais à l'esprit d'aucun

[1] D'après l'art. 11 du code malgache, tout exercice de sorcellerie est puni de 20 ans de fer.

[2] *Les habitants de la province de Faranfangana*, par Marchand, administrateur des affaires indigènes (Revue de Madagascar 10 août 1901).

fils pieux de mépriser la mémoire de son aïeul parce qu'il n'aurait pas cru aux merveilles de l'électricité, que personne ne pouvait encore pressentir à l'époque où vivait son ascendant.

A défaut de croyances plus générales et de religion traditionnelle, avec un culte extérieur rendu à une divinité, — comme on l'entend en Europe — n'est-il pas touchant ce culte rendu aux ancêtres ? N'est-elle pas impressionnante, cette crainte qu'ont les malgaches, lorsque leurs ancêtres ont été honnêtes, vertueux et bons, de n'être pas honnêtes, vertueux et bons à leur tour ?

Bien des méfaits sont étouffés dans l'œuf par crainte de la colère des ancêtres. Malheureusement, les sorciers sont trop souvent leurs interprètes, et c'est l'origine de bien des erreurs, de bien des coutumes, nuisibles au progrès et à l'hygiène.

Ces longs développements étant donnés, nous pouvons maintenant aborder le côté médical de notre thèse, qui sera ainsi mieux compris, puisque nous connaissons maintenant le terrain, — hommes et choses, — sur lequel nous allons nous aventurer.

# CHAPITRE II

## Des principales causes de dépopulation à Madagascar

---

On peut classer en deux grandes catégories les causes qui ont produit un effet considérable sur la diminution de la population malgache.

I. — Les premières sont d'ordre purement politique et social. Elles ont disparu ou tendent à disparaître, par suite de l'occupation française ; ce sont :

*a)* Les morts nombreuses autrefois occasionnées par *l'épreuve du Tonghin*, supprimée d'ailleurs, depuis une quarantaine d'années.

*b)* Le fahavalisme.

*c)* Le métier des bourjanes (porteurs).

II. — Nous rangerons dans cette seconde catégorie des causes le plus souvent justiciables d'une bonne hygiène ; ce sont, par ordre de gravité :

*a)* Les maladies des *voies respiratoires* (principalement chez les enfants), par défaut de protection contre le froid.

*b* La *syphilis héréditaire*, la *syphilis intra-utérine* (morts-nés), la *débilité congénitale*, le plus souvent connexe avec la syphilis).

*c)* Les *affections intestinales*, surtout chez les enfants, par suite d'alimentation précoce et défectueuse.

*d)* Le *paludisme*, surtout chez les Hovas qui ont séjourné en dehors de l'Imerina, et qui rentrent dans leurs foyers profondément impaludés.

*e)* Les *fièvres éruptives* (variole, rougeole, etc.), et les *complications puerpérales*[1].

Nous allons examiner chacune de ces causes en particulier, en attribuant à chacune d'elles les développements qu'elle comporte, en regard de son importance.

## TITRE I. — CAUSES D'ORDRE POLITIQUE ET SOCIAL

### § I. — Mortalité par le Tanghin

Très fréquente, jadis à Madagascar. Le Tanghin (*Tanghinia venenifera*, *Prior Cerbera venenifera*, Stend), connu à Madagascar sous le nom de *Tangena*, appartient à la famille des *Apocynées*. C'est un bel arbre qu'on trouve dans les forêts qui garnissent les côtes orientales de notre nouvelle colonie.

Déjà étudié par M. Joannès Chatin (1873), par M. Arnaud (1889), le Tanghin fut l'objet de la thèse inaugurale de mon compatriote Rasamimanana[2], aujourd'hui professeur à l'Ecole de médecine indigène de Tananarive. Plante purgative, drastique et poison violent, employé surtout autrefois pour expulser l'œuvre des sorciers, le Tanghin tue en *arrêtant les mouvements du cœur et en détruisant l'irritabilité musculaire* (J. Chatin, *th. de pharmacie*, Paris 1873).

---

[1] In *Journal officiel de Madagascar*, 20 mars 1901, p. 5539.

[2] Ancien étudiant de la Faculté de Montpellier (1887-89). — *Contribution à l'étude de l'action physiologique de la Tanghinine cristallisée, extraite du Tanghena venenifera* (Th. de Lyon 1891).

En octobre et novembre, son feuillage est d'un vert foncé, et son fruit d'un superbe cramoisi ; vers le milieu de novembre, les fleurs se fanent et un petit fruit vert apparaît. A Noël, sa maturité est complète.

Ce fruit a alors la forme d'une prune de la grosseur d'un œuf, avec une peau bigarrée de rouge et de brun. La partie pulpeuse est d'une couleur terne, peu alléchante, et d'une saveur écœurante. Au centre, se trouve le noyau, qui est la partie vénéneuse du fruit.

Les malgaches avaient l'habitude d'attribuer tous leurs malheurs à l'influence des sorciers, car l'esprit indigène, rempli de craintes superstitieuses, est très porté à croire aux Esprits, aux Apparitions et à la Fatalité. Les individus soupçonnés de sorcellerie étaient eux-mêmes soumis, depuis les temps les plus reculés, à l'épreuve du *Tangena*, pris à plus forte dose, et alors véritable poison.

Le *Tangena* ne s'administrait pas seulement à ceux qui étaient suspects de sorcellerie, mais aussi aux délinquants politiques. L'infaillibilité de ce poison, pour révéler le coupable, était un fait admis par tout le monde. On voyait alors des innocents se soumettre à cette épreuve et la demander quand ils étaient accusés d'un crime qu'ils n'avaient pas commis. On s'imaginait qu'il y avait dans le *Tangena* une sorte de génie qui sondait le cœur et qui entrait avec le poison dans l'estomac de l'accusé, punissant le coupable sans atteindre l'innocent. L'innocence était démontrée par le rejet de trois petits morceaux de peau de volaille que l'on avait fait avaler au patient.

Celui-ci mangeait d'abord une certaine quantité de Riz ; puis, il prenait dans du jus de banane une raclure de la noix vénéneuse.

Le *mpanozon-doha* (exécuteur, juge de l'épreuve) posait

alors sa main sur la tête de l'accusé, et s'adressait en ces termes au génie du Tangena :

> Ecoute ! Ecoute ! Ecoute !
> Et sois attentif à toi,
> Rainimanamango !
> (Celui qui sonde, qui éprouve,)
> Tu es un œuf rond
> Que Dieu a fait parfait,
> Bien que tu n'aies pas d'oreilles
> Tu entends !
> Bien que tu n'aies pas de bouche,
> Tu réponds ;
> Ecoute ! Ecoute donc !
> Et sois attentif,
> O Rainimanamango !... »

La prière entière est trop longue pour être reproduite ici ; elle est pleine de répétitions et d'imprécations terribles. L'idée dominante est la sommation adressée au dieu de rendre le crime manifeste, s'il y a eu acte de sorcellerie, mais de faire vomir intacts, par l'effet du poison, les trois morceaux de peau, si l'accusé était innocent. Le temps laissé entre l'absorption du riz, de l'eau de riz et du Tangena pouvait, d'après sa durée, modifier le résultat de l'épreuve, et cela dépendait de la volonté de l'exécuteur ; si les trois morceaux ne se trouvaient pas intacts dans le riz rejeté par le vomissement, le malheureux était assommé avec un pilon à écraser le riz, son corps était souillé, enseveli rapidement ou abandonné aux chiens.

Souvent les parents de l'accusé étaient condamnés à une amende, indépendamment de la confiscation de tous ses biens, et ils étaient tenus de se laver, par une abjuration publique, de tout soupçon et de toute complicité dans le crime. L'épreuve était faite en grande solennité, afin d'inspirer au peuple ignorant et superstitieux une crainte illimitée à l'endroit de l'esprit qui était censé résider dans la noix vénéneuse; souvent, il arrivait que la personne innocente était terrassée par le poison et ne tardait pas à mourir.

L'histoire de ces *ordalies*[1] est assez peu connue en Europe ; c'est que depuis une quarantaine d'années l'usage judiciaire du Tanghin est abandonné : et c'est aussi qu'à l'époque où on la pratiquait, il était très difficile de pénétrer dans l'intérieur de l'île pour se procurer des semences du Tanghin.

On vit, alors, de grands personnages atteints d'indigestion, faire boire le Tanghin à tous leurs esclaves qu'ils soupçonnaient coupables de tentatives d'empoisonnement[2].

La mort prématurée d'une personne dans une famille entraînait le même soupçon, la même épreuve. Elle était appliquée aussi aux accusés de crimes politiques, de conspiration, de complots contre l'État ; enfin, dans des cas de procès civils ; mais ici, on procédait le plus fréquemment au *Fampinoman'amboa*, ou *épreuve du chien*. Celui des plaideurs dont le chien succombait le premier à l'épreuve était réputé mal fondé dans ses droits. Parfois on pratiquait une grande *ordalie* générale ; aucune classe de la population ne pouvait y échapper. On a pu voir ainsi de véritables hécatombes.

Sous la reine Ranavalona I, MM. Laborde, de Lastelle, Mme Ida Pfeiffer, les R.P. Finaz et Weber, accusés de complot contre la reine, furent soumis à l'épreuve du Tanghin,

---

[1] On appelait *ordalies* les séances d'épreuves par le Tanghin.

[2] Nous empruntons ces détails à l'excellente thèse de notre confrère et compatriote le docteur Ramisiray, qui a fort bien décrit l'épreuve. Il n'y a rien à y ajouter. (*Pratiques et Croyances médicales des Malgaches*, par Gershon Ramisiray, docteur en médecine. Th. de Paris, 1901).

par l'intermédiaire de cinq poules. Une seule résista : celle du P. Weber qui, d'ailleurs, fut exilé comme les autres.

*Symptômes*. — Les symptômes produits par le Tanghin sont à peu près les suivants : on éprouve dans la bouche et le larynx une sorte d'engourdissement et de fourmillement dus à son action toxique, et, parfois, des sensations analogues plus ou moins prononcées dans tout le corps, principalement dans les mains : — Vomissements douloureux ; faiblesse, inquiétude ; troubles du mouvement et sa paralysie partielle ; démarche chancelante, puis chute du patient, qui tombe, inerte. Intelligence lucide ; parfois hallucinations. La mort est précédée de *mouvements spasmodiques* des doigts et des orteils. L'effet purgatif est beaucoup plus violent que l'effet vomitif.

On a établi que le *Tangena*, avant son abolition, amenait la mort de 1/50 de la population totale de l'Imerina. C'étaient 3.000 personnes, en moyenne, qui mouraient chaque année, victimes de cette affreuse coutume. Ce fut une véritable période de terreur.

Elle est, désormais, complètement supprimée depuis 1864, grâce au progrès et au développement de l'intelligence publique, et l'on ne se sert plus du Tanghin que comme médicament contre l'œuvre des sorciers [1].

## § II. — Les Fahavalos

Les Fahavalos sont des Malgaches qui exercent le *fahavalisme*. Par définition, le fahavalisme est l'assassinat et le vol, le brigandage pratiqué par des bandes armées [2].

---

[1] Un arrêté du 22 mars 1897 a même interdit l'emploi du tanghin comme médicament ; sa vente sur les marchés de Madagascar est punie d'un emprisonnement de un à quinze jours et d'une amende de 5 à 200 francs. (*Guide de l'Immigrant à Madagascar*, T. III, p. 109).

[2] *Fahavalo* signifie textuellement : ennemi.

Par essence, les fahavalos sont des révoltés. Insoumis, jadis, aux rois dont ils ne voulaient pas reconnaître l'autorité ; insoumis, au début de l'occupation française, à l'autorité des chefs de l'armée, les fahavalos, sous le commandement d'un guerrier plus ou moins qualifié, se réfugiaient dans la brousse, attaquaient les voyageurs et les petits détachements, les convois mal protégés, les postes insuffisamment défendus, tuaient et pillaient. Jadis, les fahavalos étaient presque tous des Sakalaves ; après la guerre, beaucoup de Hovas devinrent fahavalos ; c'est surtout la basse classe qui les fournit. Plusieurs s'engagèrent dans cette voie, sous le couvert du patriotisme, pour recouvrer l'indépendance, et semèrent la ruine sur leur passage. Les colonnes françaises les mirent à la raison, la plupart se rendirent. Ceux qui tiennent encore la campagne sont de vulgaires voleurs de profession.

## § III. — Les Bourjanes

En ce qui concerne le métier de porteurs, ou *bourjanes*, et leur mortalité, quelques renseignements feront comprendre combien doit être grand leur déchet annuel.

L'origine des *bourjanes* se perd dans la nuit des temps. Les anciens rois d'Imérina étaient tous portés en palanquin. Ce palanquin primitif est maintenant remplacé par le *filanjane*, sorte de chaise à porteurs avec siège en toile ou en cuir, muni d'un étrier pour les pieds. C'est en cet équipage qu'on voyagera à Madagascar, jusqu'à ce que les routes créées par le général Gallieni et construites avec autant d'art que de rapidité par le génie et l'artillerie puissent être sillonnées de véhicules en nombre suffisant, jusqu'à ce que le chemin de fer projeté soit en exploitation [1].

[1] Du 1er au 30 juin 1901, il est passé à Ambohimangakely (route de l'Est) :

Au début, les porteurs du souverain étaient des Hovas (*libres*) réunis en une sorte de corporation ; ils ne portaient que le souverain. Les bourjanes de métier, tous esclaves, portaient les princes et princesses de sang royal, les seigneurs féodaux. Mais, à mesure que le nombre des Européens s'accrut à Madagascar, beaucoup d'autres esclaves adoptèrent le métier de *mpilanja* (porteurs de filanjanes) ; ils sillonnent aujourd'hui toutes les routes de l'île, et font surtout la navette entre Tananarive et les principaux points de la côte ou de l'intérieur.

Ces bourjanes font jusqu'à 40 kilomètres en moyenne par jour, portant sur leurs épaules un voyageur sur son filanjane, et leur agilité, leur adresse à franchir, chargés de leurs fardeaux humains, des chemins impossibles, à passer sans danger sur les troncs d'arbres étroits servant de ponts, sur les pentes glissantes de la forêt, est extraordinaire.

Une autre catégorie de porteurs est désignée sous le nom de *mpaka entana* ou *mpiadana*, (ceux qui vont lentement). Ce sont les porteurs de marchandises, venant du Betsiléo, du Vakinankaratra, de l'Imamo ou du pays Bezanozano.

Ils sont très honnêtes ; le voyageur est sûr de retrouver, le soir, ses bagages à l'étape, intacts, même quand il part avant eux. Ils arrivent en temps voulu après leurs cinq, sept, dix journées de marche, sans réclamer la moindre *étrenne* en sus du prix convenu. Y a-t-il beaucoup de pays en Europe, surtout dans l'Europe orientale, où l'on en ferait autant ? Trouverait-on beaucoup de commissionnaires, de cochers de fiacre, de déménageurs, qui seraient aussi... désintéressés, dans les pays civilisés ?

---

8 automobiles, 63 bicyclettes, 181 voitures à bras ou pousse-pousse ; et 221 voitures à chevaux, à mulets ou à bœufs.

Dans le même temps, il est passé à Ambohidratrimo (route de l'Ouest) : 3 automobiles, 71 bicyclettes, 131 voitures à bras ou pousse-pousse, et 174 voitures à chevaux, à mulets ou à bœufs.

Mais leur mortalité a toujours été fort élevée, et les causes en sont multiples chez ces professionnels, véritables bêtes de somme de leur pays. Ce sont, d'abord, les voyages incessants qu'ils font pour gagner leur vie, par tous les temps, avec des fardeaux de vingt à trente kilos sur les épaules, souvent au pas de course, toujours au pas accéléré, à travers des régions palustres ; tantôt dans l'ombre épaisse des forêts malsaines, tantôt au soleil implacable des plaines arides. Ils partent avec le froid ou l'humidité de l'aube, et, par les journées d'hivernage, les pluies incessantes transpercent leurs vêtements, qu'ils ne changent qu'à l'arrivée. Au gros de la chaleur, ils transpirent abondamment, puis, sur la route, en un couloir, ils se refroidissent brusquement lorsqu'ils s'arrêtent, et boivent des eaux quelconques.

Arrivés au gîte d'étape, ils se livrent à des excès de nourriture, de boissons ou de femmes, car leur salaire élevé leur permet de retrouver régulièrement chaque soir de faciles compagnes, et, par suite, le repos qu'ils goûtent, la nuit, est souvent insuffisant et propice aux infections telluriques, parce qu'ils se couchent parfois où ils sont, sur la terre mouillée. Pour les plus jeunes des bourjanes, la morbidité est plus grande, par défaut d'endurance.

Si nous tenons compte encore de la répugnance qu'ont les malgaches pour la diète, — car, disent-ils, *la nourriture est leur parent* », et ils mangent toujours, même en pleine dysenterie, — et du refus des médicaments les plus héroïques, leur forte mortalité s'explique aisément : affections des voies respiratoires (pneumonie, pleurésie) ; tuberculose (usure physiologique par surmenage et alcoolisme ; cachexie palustre, maladies de foie, dysenterie, cardiopathies, rhumatismes et leurs complications, alcoolisme, syphilis, telles sont les maladies professionnelles qui élèvent l'étiage de la mortalité des bourjanes.

Voici un tableau qui donnera une idée du *mouvement des bourjanes*, mouvement qui commence à diminuer très sensiblement par suite de la locomotion progressive à *pousse-pousse*, à voiture Lefèvre, à chariots, à automobiles.

Le mouvement commercial effectué pendant le mois d'avril 1901 sur les différentes localités ci-après a été de :

| LOCALITÉS | NOMBRE de BOURJANES EXPÉDIÉS | NOMBRE DE PASSEPORTS DÉLIVRÉS | |
|---|---|---|---|
| | | Individuels | Collectifs |
| Vatomandry............ .... | 1.004 | 30 | 139 |
| Tamatave.................... | 728 | 48 | 96 |
| Andovorante ............. .. | 616 | 18 | 86 |
| Fianarantsoa................ | 111 | 18 | 33 |
| Mevatanana ............... | 713 | 42 | 131 |
| Marovoay........... ....... | 18 | 9 | 4 |
| Moramanga.................. | 84 | 20 | 21 |
| Ambatondrazaka .......... | 107 | 19 | 33 |
| Ambositra.................. | 32 | 10 | 8 |
| Antsirabe ... ............ | 54 | 3 | 11 |
| Ambohimandroso............ | 2 | — | 1 |
| Majunga.................... | 19 | 6 | 5 |
| Betafo..................... | 35 | 9 | 5 |
| Andriba ................... | 23 | 4 | 6 |
| TOTAUX .......... | 3.546 | 236 | 579 |

Soit un total de 3.546 porteurs employés pendant un mois seulement au transport des voyageurs ou des marchandises sur les différentes routes de l'île, — ce qui représenterait par an un total de plus de 40.000 porteurs au moins, car on sait que les transports sont plus fréquents pendant la saison sèche, et que le mois d'avril marque le début de cette saison.

## TITRE II

### Causes hygiéniques et médicales

L'organisation administrative de Madagascar est encore trop nouvelle pour permettre de donner le chiffre exact de la mortalité et de la natalité dans les différentes provinces ; mais on peut, par les statistiques de Tananarive (Emyrne centrale), statistiques très régulièrement établies, avoir une idée de la situation d'ensemble, au moins pour le plateau central.

### POPULATION STATIQUE

Au recensement de 1900, la population de la province de Tananarive était de 374.143 habitants, se décomposant de la façon suivante :

a) *Enfants au-dessous de quinze ans :*

| | | |
|---|---|---|
| Garçons ........... | 79.136 | ⎫ 161.291 |
| Filles ............. | 82.155 | ⎭ |

b) *Adultes :*

| | | |
|---|---|---|
| Hommes ......... | 81.060 | ⎫ 187.764 |
| Femmes ......... | 106.704 | ⎭ |

c) *Vieillards au-dessus de soixante ans :*

| | | |
|---|---|---|
| Hommes ......... | 11.313 | ⎫ 25.088 |
| Femmes ......... | 13.775 | ⎭ |

374.143

Chez les adultes et les vieillards, le chiffre de la population féminine est plus élevé de 1/5 que celui de la population masculine ; ce fait n'a rien de surprenant, en raison du déchet considérable d'hommes qui a été causé par l'insurrection.

Chez les enfants, les chiffres sont sensiblement les mêmes, un peu plus élevés cependant chez les filles.

La population par groupes d'âge est la suivante, sur 1.000 :

De 0 à 15 ans.................... 431 ⎞
De 15 à 60 ans ................ 502 ⎬ 1.000
Au-dessus de 60 ans............ 67 ⎠

En France, ces proportions sont :

De 0 à 15 ans.................... 275 ⎞
De 15 à 60 ans......... ....... 617 ⎬ 1.000
Au-dessus de 60 ans..... ....... 108 ⎠

Le chiffre d'enfants est donc beaucoup plus élevé qu'en France, (presque le double) ; la population devrait donc suivre la même progression, n'était le chiffre de la mortalité.

**Natalité.** — Pour 1.000 habitants de tout âge et de tout sexe, la natalité est d'environ 30 0/00 en tenant compte des naissances non enregistrées, et 35 0/00 avec les morts-nés. Ces chiffres sont bien supérieurs à ceux de la natalité en France, qui n'est que de 20 0/00, et n'a aucune tendance à se relever.

La natalité est un peu plus élevée pour les filles que pour les garçons : 1/20 environ.

**Mortalité.** — La mortalité enregistrée est de 17 0/00 dans la province de Tananarive, 20 0/00 dans la ville ; en tenant compte des décès non déclarés, cette proportion va certainement 25 0/00 à et 30 0/00 avec les morts-nés. En

France. elle est de 22,8 ; par suite, l'excès des naissances sur les décès est de 3,2, tandis qu'à Madagascar, malgré le chiffre plus élevé de la mortalité, il est encore de 5 ou 6 0/00.

La statistique de la ville de Tananarive, tenue très régulièrement par les soins du médecin municipal, depuis le commencement de l'année 1900, a permis de faire la répartition par âges et par causes de maladies des différents décès.

Du 1er janvier au 1er novembre 1900, c'est-à-dire pendant une période de 10 mois, la mortalité enregistrée a été de 796, se répartissant ainsi :

> de 0 à 1 an.... 172 (dont 87 morts-nés)
> de 1 à 5 ans... 113
> de 5 à 15 ans.. 112
> de 15 à 30 ans. 78
> de 30 à 60 ans. 73
> après 60 ans... 248

Ce qui donne, *par an et pour 1.000 vivants*, les proportions suivantes :

> de 0 à 1 an..... 5
> de 1 à 5 ans..... 3
> de 5 à 15 ans.... 2
> de 15 à 30 ans.... 2
> de 30 à 60 ans... 2
> après 60 ans..... 6

*Mortalité générale* : 20 pour 1.000 vivants et par an, proportions qui sont très inférieures à la réalité, surtout en ce qui concerne la mortalité de 0 à 1 an.

### Répartition des causes de décès pendant une année.

Les causes de la mortalité peuvent se diviser en deux grands groupes : *les maladies inévitables*, représentant le chiffre fatal de la mortalité, et *les maladies évitables*, dont une bonne hygiène et des secours médicaux judicieux pourraient empêcher l'issue funeste :

#### 1° *Maladies inévitables.*

| | |
|---|---:|
| Tuberculose | 76 |
| Néoplasmes | 28 |
| Hémorrhagie cérébrale | 10 |
| Paralysies | 9 |
| Maladies du cœur | 50 |
| Méningites | 10 |
| Morts violentes ou accidentelles | 6 |
| Sénilité | 45 |
| Diverses | 34 |
| | **268** |

Beaucoup de médecins pensent aujourd'hui que la tuberculose peut être évitée, mais nous ne sommes pas encore assez résolument entrés dans la voie des réformes pour arriver à l'éviter, en de nombreuses circonstances.

#### 2° *Maladies évitables, ou dont l'issue pourrait ne pas être funeste.*

| | | |
|---|---:|---:|
| Maladies des voies respiratoires | | 372 |
| Morts-nés | 120 | |
| Syphilis | **72** | 204 |
| Débilité congénitale | 12 | |
| Entérite | | 60 |
| Paludisme | | 60 |
| Diverses | | 24 |
| Fièvre puerpérale | | 7 |
| Fièvre éruptive | | 5 |
| | | **732** |

(Ces chiffres et les considérations qui précèdent sont extraits des instructions de M. le général Gallieni sur *l'Organisation de l'Assistance médicale et de l'hygiène publique indigène* à Madagascar. *Journal officiel de Madagascar*, 20 Mars 1901).

Nous voyons donc, à la lecture de ces chiffres, que, sur le total de la mortalité, les 3/4 des décès, soit 732 0/00, sont dus à des maladies pouvant être *évitées* ou guéries ; en diminuant cette proportion, et en faisant ainsi une large part aux cas à issue funeste, inévitable, on arriverait encore à 500 0/00. Les maladies *évitables* représentent donc au minimum, la moitié de la mortalité générale à Madagascar.

Étudions maintenant séparément les grands groupes de maladies qui ont donné lieu aux constatations ci-dessus énumérées.

## § I. — Maladies des voies respiratoires.

Ici, peu de développements nous retiendront. Ce ne sont, en général, que des maladies provoquées ou aggravées par la misère, et qui frappent surtout les besogneux, les enfants chétifs, négligés, mal soignés, et les Malgaches avares ou ignorants, qui ne veulent pas ou ne savent pas se préserver du froid, malgré l'aisance dont ils jouissent.

Dans une année, on a constaté à Tananarive 372 décès, sur 732 provoquées par des maladies des voies respiratoires, — la plupart chez des enfants, — soit près de *la moitié* du chiffre total des décès.

Or, à Paris, on constate seulement 172 décès sur 1.000, pour cette cause (soit 125 sur 732, soit près de 1/6 seulement).

Et dans les 58 premières villes de France, ce chiffre varie de 134 à 141, pour la première enfance (Balestre) [1]

En France, l'influence du climat se fait sentir, et l'on remarque que les villes du Midi le plus fortement atteintes sont les villes à mistral ; on connaît la température glaciale qu'amène subitement ce vent qui naît dans la vallée du Rhône et s'élargit en éventail sur les plaines du Languedoc et de Provence, depuis les Cévennes jusqu'aux massifs des Maures et de l'Esterel. Mais il doit y avoir une autre cause.

Ainsi, Bordeaux et Marseille ont une mortalité plus forte par maladies des voies respiratoires que Lille et le Havre, à climat bien moins tempéré.

Toulon a une mortalité bien plus forte (140) que Bourges (44) ; Pau [2] perd 180,37 tandis que Clermont-Ferrand n'en perd que 98,43.

Montpellier perd 135,51 enfants de 0 à 1 an pour *maladies des voies respiratoires* sur 1.000 décès de 0 à 1 an (Balestre, loc. cit., p. 23), et Reims en perd moins, 131 (loc. cit. p. 18, Tableau VII).

Prenons encore 3 villes à climat tempéré, 3 villes maritimes.

Sur 1.000 décès de 0 à 1 an, Lorient en revendique 76 ; Cherbourg : 86 ; Brest : 122, pour *maladies des voies respiratoires.*

Balestre explique ces contradictions, ces variations de ville à ville placées sous un ciel également sévère ou clément, par l'introduction d'un nouveau facteur de la mortalité : dans une ville, c'est le grand nombre de décès pour d'autres maladies ; dans une autre, ce sont les habitudes

[1] Balestre et Gilletta de St-Joseph — *Etude sur la mortalité de la première enfance.* Paris, 1901.

[2] Il est juste de signaler que Pau est le carrefour où aboutissent de nombreux valétudinaires ou détraqués de la poitrine, quand vient l'hiver, et beaucoup y viennent sans espoir.

locales, le défaut de soins, l'habitude de laisser les enfants à demi-nus dans certaines villes du Midi, sous prétexte que le climat est doux. Je voyais, ces jours derniers, un enfant atteint de gastro-entérite avec gros ventre, laissé en robes, le ventre nu, en plein mois de janvier, circulant dans les pièces froides de sa maison ! La mortalité par maladies des voies respiratoires ne suit-elle pas, partout, une marche inverse de la mortalité par diarrhée ? Ne voit-on pas, dans le Midi, bien des familles préférer sortir avec un beau costume, aller dépenser de grosses sommes aux courses de taureaux, des pères ne pas se priver de l'apéritif, et le ménage rester sans feu, une fois la soupe faite ? Voilà, certainement, la cause de bien des maladies des *voies respiratoires* dans le Midi, où l'on pense qu'il ne doit jamais faire froid et où l'on néglige le budget du chauffage. — Il en est de même à Madagascar.

Dans certaines villes, comme Troyes, il est facile de voir la cause de la faible mortalité par maladies des voies respiratoires ; la mort est arrivée à ses fins par une autre voie. Mais les habitudes de vie locale ont probablement une action : dans les villes du Midi, où l'on vit en plein air toute l'année, les enfants sont souvent à demi-nus ; n'est-ce pas une indication, et la mortalité par maladies des voies respiratoires n'est-elle pas due, en partie du moins, au défaut de soins ? Cette vue n'est-elle pas confirmée par l'expérience des médecins des grands hôpitaux d'enfants ? Cela est si vrai qu'en *juin*, la mortalité par *maladies des voies respiratoires* est plus forte qu'en octobre ; on met aux enfants des vêtements plus chauds dès les premières fraîcheurs de l'automne, au lieu qu'au printemps, on tend, dans le Midi, à les découvrir trop vite, et on les fait surprendre par les brusques changements de température.

Au point de vue *saisonnier*, ainsi qu'il faut s'y attendre, la mortalité par maladies des voies respiratoires suit une marche inverse de la mortalité par diarrhée, et ce sont les mois d'hiver qui sont le plus chargés.

Sur 1.000 décès de 0 à 1 an, survenant chaque mois, il s'en est produit par maladies des voies respiratoires :

| | |
|---|---|
| Janvier.................... | 263.2 |
| Février.................... | 239.9 |
| Mars ..................... | 228.9 |
| Avril ..................... | 200.9 |
| Mai.............. .......... | 115.9 |
| Juin...................... | 107.3 |
| Juillet .................... | 61.6 |
| Août............... ...... | 56.4 |
| Septembre ............... | 61.8 |
| Octobre .................. | 89.3 |
| Novembre.... ........... | 172 6 |
| Décembre ................. | 246.2 |

Ces chiffres résultent de l'ensemble de la mortalité infantile urbaine de la France. Ainsi que le montre le graphique de Balestre, à partir du mois de septembre, la courbe descend régulièrement jusqu'en août et remonte non moins régulièrement.

Les maladies des voies respiratoires ont, en six ans, tué 23,485 enfants de moins d'un an, soit 3,914 par an. Le chiffre est respectable.

Mais comment expliquer qu'on invoque le froid, dans un pays où la température moyenne annuelle est de + 19° ? Évidemment, par l'*anémie* qui résulte de la continuité de cette température, à Tananarive.

Dans le midi de la France, en Algérie même, à des étés torrides, tels qu'on n'en connaît pas dans les îles de l'Océan indien, succèdent des hivers très froids, pendant lesquels les fonctions, épuisées par l'extrême chaleur, reprennent leur équilibre, lorsque les douches d'air froid viennent tonifier l'organisme et exciter de nouveau les organes alanguis.

Mais à Tananarive, comme à l'île de la Réunion, une température moyenne de + 19° n'apporte pas le remède attendu, car la saison froide n'existe pas ; il n'y a dans ces régions que deux saisons: la saison *sèche*, (ombre d'hiver), qui est la saison douce, et l'*hivernage*, saison *chaude* et pluvieuse. Et lorsque la température, sur les plateaux de l'Imérina, descend à + 7°, c'est comme un hiver, avec ses frissons et ses menaces, agissant sans préparation sur des organismes débilités par une trop longue douceur de la température.

Au mois de juin 1901, la température est devenue très basse à Tananarive ; elle est descendue plusieurs fois à + 7°, et les Européens qui ont été assez prévoyants pour apporter avec eux des vêtements chauds et même des fourrures ont été fort heureux de s'en revêtir, car étant donnée l'anémie dont on est atteint dans ce pays-là, la température de + 7° est presque équivalente à celle de — 7° sous le climat d'Europe.

Mais les malheureux indigènes, qui n'ont que des lambas[1] de coton, ont à souffrir bien davantage ; persistant à rester légèrement couverts, ils se contentent de se pelotonner les uns contre les autres, le long de leurs maisons, du côté opposé au vent, et de prendre là un bain de soleil.

[1] Espèce de longue pièce de coton, analogue à un drap de lit, dans laquelle se drapent fièrement et souvent avec grâce les indigènes de toutes les classes ; les riches sont bien couverts en dessous, les pauvres ne le sont pas assez.

Ils ne songent même pas à se donner un mouvement qui activerait leur circulation et les réchaufferait, et, contrairement à ce qui caractérise les populations des pays septentrionaux, leur apathie augmente à mesure que la température s'abaisse. Comme on le pense, la maladie se trouve, dans de telles conditions, en milieu si favorable, qu'elle se déclare et se propage avec une spontanéité parfois effroyable.

C'était le cas, au mois de juin dernier, pour l'extrême ouest de l'Imerina et la région de l'Ankaratra, formant la partie sud de la province de Betafo, où une épidémie, née avec les premiers froids, a fait des milliers de victimes. Comme dans la plupart des affections contagieuses connues à Madagascar, le paludisme paraît, en la circonstance, avoir joué un rôle prépondérant, et l'épidémie actuelle n'est, à proprement parler, qu'une complication grave de la fièvre malarienne, réveillée par les froids. Les indigènes étaient d'abord frappés de courbature générale, puis en proie à des vomissements auxquels succédait de la prostration ; un grand abaissement de la température venait ensuite, et les malheureux succombaient rapidement, dans une sorte d'état comateux, sans même lutter contre la mort qui les étreignait silencieusement.

Ces affections malignes sont connues dans le pays sous le nom de *tazon'Avaradrano*, fièvre de l'Avaradrano, en souvenir de la région de même nom, où, vers l'année 1878, elles se montrèrent pour la première fois et firent, en quelques jours, des hécatombes de victimes. Dans le Betsileo, une fièvre à forme pernicieuse (et il est probable que c'est la même) fait son apparition à des intervalles éloignés.

Dans la seule province de Betafo, on évaluait à plus de trois mille déjà le nombre des décès produits par l'épidémie actuelle (juin 1901), et l'on conçoit que l'administration se soit émue d'une aussi déplorable situation sanitaire. Plus

que dans toute autre partie de l'île, les indigènes habitant
le voisinage du massif montagneux de l'Ankaratra ont à
souffrir de l'abaissement de la température ; car nombre de
leurs villages sont situés à une altitude voisine de 2.000
mètres et même supérieure à ce chiffre. On y observe assez
fréquemment, le matin, du verglas sur les eaux stagnantes
et, sur les toits des maisons, des aiguilles de glace formant
stalactites. Et cependant, les indigènes de cette région, très
arriérés, sont peut-être plus mal armés que les autres Malgaches pour se protéger contre les influences thermiques,
auxquelles ils n'opposent qu'une mince étoffe de cotonnade.
Il n'est donc pas surprenant que la mortalité soit très
élevée parmi eux. L'Administration a tenté d'apporter toutes
les atténuations possibles à cette misère latente, mais ce n'est
pas chose facile que de convaincre des gens qui n'ont
jamais connu d'autre vêtement que le lamba de leurs aïeux,
qu'ils doivent recourir, en hiver, à d'autres tissus plus
épais et plus chauds.

D'ailleurs, il faut le dire, le Malgache même aisé, à moins
qu'il ne soit influencé par le voisinage d'une grande ville,
ne songe pas à s'entourer de ce confort que l'Européen considère comme le plus élémentaire, et l'on est souvent tenté
de s'apitoyer devant des loqueteux grelottants, qui possèdent
néanmoins, dans les plaines environnantes, des troupeaux
de bœufs représentant une véritable fortune, ce qui ne les
empêche pas de dormir et de demeurer dans des huttes
sordides et d'accepter l'aumône d'un sou, tout comme les
plus dénués d'entre les malheureux [1].

Nous venons de dire, en relatant cette épidémie, que les
accès de fièvre palustre, compliquée de localisations pulmo-

[1] *Revue de Madagascar* (Août 1901).

naires avaient été réveillés par l'abaissement de la température. Or, on n'admet, en général, comme causes pouvant réveiller les accès de fièvre palustre, que l'exposition au soleil ardent, les fatigues, les excès génésiques, les indigestions. On ne cite généralement pas le froid comme cause du réveil du paludisme.

Pourtant, il est d'observation courante que des sujets rentrant de pays palustres en état d'impaludisme, sans jamais avoir eu d'accès dans ces pays, voient des accès se manifester dès leur arrivée en Europe pendant la saison d'hiver. Le docteur Coustan nous a communiqué les observations de plusieurs soldats du 200e d'infanterie et du 2e génie qu'il a soignés à Montpellier, ou qui sont morts dans le département au moment du retour de ces régiments en France, en plein hiver (décembre, janvier 1896), emportés par des accès pernicieux.

J'ai vu moi-même, à Madagascar, des travailleurs, des bourjanes, ou des voyageurs prendre la fièvre surtout lorsqu'ils venaient d'être mouillés, pendant l'hivernage, par un grain qu'ils n'avaient pas pu éviter. C'est évidemment le refroidissement causé par l'eau qui provoquait l'explosion de ces accès [1].

Comme confirmation, nous citerons ces lignes du docteur Pitot : «... Nombreux ont été les exemples d'hommes chez qui la maladie s'était implantée lentement, sans manifestations extérieures et qui, n'ayant pas été forcés d'interrompre leur service au cours de la campagne, ont été pris d'accès

[1] A la suite de deux cas graves de paludisme survenus récemment dans les Alpes, le Conseil de santé des Armées, consulté par le Ministre de la guerre sur la possibilité du réveil du paludisme par le froid, a émis l'avis que la brusque transition d'un climat tropical à un climat froid et un peu rude (Alpes, Vosges), est défavorable aux militaires venant de séjourner plus ou moins longtemps dans les colonies.

de fièvre parfois graves soit à Tananarive, soit dans les diverses phases du retour, et après leur arrivée en France [1].

## § 2. — **Syphilis** (NOM MALGACHE : *Tely*).

> « *La syphilis devrait servir de clef à toute la Pathologie.* »
>
> (ANDRAL).

Voici un tableau que nous empruntons au *Journal Officiel de Madagascar* [2].

### Etat civil de la Ville de Tananarive.

1° *Statistique du mois d'Octobre* 1901.

| RELEVÉ GÉNÉRAL | | | AGE DES DÉCÉDÉS INDIGÈNES | |
|---|---|---|---|---|
| **Désignation.** | | | **Désignation.** | |
| | Européens | Indigèn. | | Nombre |
| Mariages............ | » | 56 | Mort-nés................ | 28 |
| Divorces............ | » | » | Moins d'un an .......... | 20 |
| Adoptions, reconnais. | » | 38 | De 1 an à 3 ans......... | 17 |
| Rejets d'enfants...... | » | » | De 4 ans à 10 ans....... | 2 |
| | | | De 11 ans à 20 ans...... | 7 |
| NAISSANCES : | | | De 21 ans à 40 ans...... | 14 |
| Garçons............. | 2 | 88 | De 41 ans à 60 ans ..... | 11 |
| Filles.............. | 2 | 100 | De 61 ans et au delà.. | 21 |
| DÉCÈS : | | | TOTAL........... | 120 |
| Hommes............. | 2 | 34 | | |
| Femmes ............ | 2 | 56 | | |
| Mort-nés ou accouche- | | | | |
| ment avant-terme... | » | 28 | | |
| Etrangers.......... | 0 | 2 | | |

---

[1] Pitot : Les *blessés de la prise de Tananarive* (Arch. de méd. milit., mars 1897).

[2] Numéro du 13 novembre 1901, pag. 6649.

## 2° *Causes des Décès.*

| | |
|---|---|
| Coqueluche.......................... | 1 |
| Diphtérie (croup, angine couenneuse)...... | 3 |
| Phtisie pulmonaire.................... | 5 |
| Autres tuberculoses.................. | 1 |
| Cancer ou tumeurs .............. | 2 |
| Méningites simples................... | 2 |
| Congestion et hémorragie cérébrale....... | 2 |
| Paralysie.......................... | 1 |
| Maladies du cœur.................... | 5 |
| Bronchites ......................... | 8 |
| Pneumonie, Bronchopneumonie.......... | 18 |
| Diarrhée, Gastro-entérite, Dysenterie ..... | 9 |
| Fièvre et péritonite puerpérale........... | 1 |
| Débilité congénitale.................. | 4 |
| **Syphilis**......................... | **13** |
| Sénilité ........................... | 8 |
| Paludisme.......................... | 3 |
| Mort-nés........................... | 28 |
| Autres causes de morts................ | 7 |

*Remarques.* — La NATALITÉ a été inférieure à celle du mois précédent (188 au lieu de 206), mais supérieure à celle du mois correspondant de l'année précédente (161).

La MORTALITÉ a été sensiblement égale à la moyenne des mois précédents (120 au lieu de 117, chiffre moyen); elle a été supérieure toutefois au mois correspondant de l'année dernière, où la mortalité n'avait atteint que le chiffre de 87.

Les décès reconnaissent toujours pour causes principales les affections des *voies respiratoires*, la *syphilis* et les *mort-nés*, parmi lesquels se trouvent certainement des victimes de la syphilis.

La lecture de ce tableau nous donne, au premier coup d'œil, une idée suffisante des ravages de la syphilis à

Madagascar. Mais, avant d'entrer dans les détails, il nous faut fixer les chiffres exacts de la population de Tananarive et reproduire un second tableau non moins instructif.

La population indigène de Tananarive a donné, au recensement de décembre 1900, le chiffre de 48.000 habitants, pour 43.000 en décembre 1899. Il serait inexact d'attribuer exclusivement cette différence à l'augmentation de l'agglomération urbaine. Il est incontestable que la population a augmenté : mais il y a lieu de tenir compte qu'en raison des perfectionnements de l'organisation administrative, le recensement a été établi sur des bases moins imprécises qu'en 1899, ce qui suffirait, seul, à expliquer une bonne partie de l'accroissement relevé.

La population *Européenne civile* se compose de 655 habitants, ainsi répartis (non compris les militaires), mais en y joignant 17 Asiatiques qu'il faut bien faire figurer en dehors de la population indigène.

| | |
|---|---:|
| Français | 528 |
| Suisses | 8 |
| Américains | 2 |
| Allemands | 2 |
| Anglais | 56 |
| Norvégiens | 12 |
| Grecs | 25 |
| Chinois } Asiatiques } | 5 |
| Indiens | 17 |

L'état civil indigène a enregistré pendant l'année 1900 :

| | | |
|---|---:|---|
| Naissances | 1.857 | { 941 garçons<br>{ 916 filles |
| Décès | 904 | |
| Mariages | 780 | |
| Adoptions | 1 261 | |
| Divorces | 8 | |
| Rejets d'enfants | 6 | |

L'état civil Européen a enregistré :

Mariages................................. 8

Reconnaissances d'enfants................. 9

Naissances.. { Garçons. ........... 11 } 24
              { Filles ............. 13 }

Décès....... { Hommes ............ 36 } 36 [1]
             { Femmes............. 1  }

Dès le début de 1900, un service de statistique démographique et médicale a été organisé.

L'examen des statistiques dressées chaque mois par le médecin municipal fait ressortir que la *pneumonie* et la *broncho-pneumonie* tiennent la tête comme causes de décès dans la population indigène.

On relève ainsi, dans l'année 1900, 162 décès dus à ces maladies ; puis, viennent par ordre de décroissance :

Mort-nés....................... 122

Grippe......................... 102

Dysenterie et diarrhée.......... 72

**Syphilis**....................... **64**

Bronchite ...................... 56

Phtisie pulmonaire ............. 54

Paludisme ...................... 48

Maladies du cœur................ 40 [2]

Ce qui frappe tout d'abord dans ce tableau, c'est le chiffre *considérable des mort-nés*, qui atteint le 1/8 du nombre total des décès.

[1] Pour mémoire, faisons remarquer l'énorme supériorité des décès Européens sur les naissances Européennes. Le lecteur n'en sera pas surpris : c'est l'*acclimatement*. On sait combien est difficile le peuplement d'une colonie tropicale par l'élément métropolitain à l'aurore de son occupation.

[2] *Journal officiel de Madagascar*, 2 mars 1901).

Nota. — Ce tableau ne donne que 717 décès détaillés, alors que 904 sont annoncés chez les indigènes. Les 187 restants sont dûs, sans doute, à des causes diverses, non énumérées en raison de leur peu d'importance.

4

Deux chiffres appellent encore l'attention du lecteur :

Dans le premier tableau : 13 décès par *syphilis*, en octobre 1901, sur 120 décès totaux, ce qui fait *un décès par syphilis sur 9 décès*, sans compter la part de la syphilis dans les 28 mort-nés du même mois.

Dans le second tableau, nous lisons 61 décès par *syphilis* sur 717 décès généraux, ce qui fait un décès par syphilis sur 11 décès, sans compter la part certainement considérable de la syphilis dans les 122 mort-nés de l'année.

Il n'est donc pas étonnant que le gouverneur général de Madagascar et les médecins qui l'entourent aient été effrayés des ravages de la syphilis, et qu'ils lui aient attribué une large part dans la dépopulation de Madagascar.

« En ce qui concerne les maladies vénériennes, elles sont nombreuses ; elles pullulent littéralement en Imérina et sur la ligne d'étapes : on pourrait même dire dans l'île entière. »

Ce sont elles qui, après le paludisme, ont déterminé le plus grand nombre d'*indisponibilités* [1] en 1897. Près des deux tiers de la population seraient atteints d'affections vénériennes. La *syphilis* devient de jour en jour plus fréquente, au rapport des médecins et administrateurs. Les complications les plus communes qui affectent les chancres et les ulcères vénériens sont le *phagédénisme* et le *bubon suppuré*. [2]

D'autre part, dans des instructions spéciales [3], le gouverneur général accuse la stérilité par *défaut de conception*, ou par suite d'*avortement spontané*, d'être due :

---

[1] Je ne dis pas *de décès*.

[2] *Guide de l'immigrant à Madagascar*, publié par le Gouvernement général de Madagascar, avec le concours du Comité de Madagascar (3 vol. et un atlas). — Paris, 1899. T. III, p. 80.

[3] *Instructions relatives aux mesures à prendre pour favoriser l'accroissement de la population en Emyrne* (Journal officiel, 23 juin 1898).

1° Aux *maladies vénériennes* chez l'homme ou chez la femme (Syphilis répandue à raison de 60 à 75 pour 100.)

2° Aux *maladies blennorrhagiques*, etc.

Quant à la mortalité infantile, elle tiendrait surtout aux maladies congénitales (*Syphilis principalement*), à une hygiène vicieuse, etc., etc. Nous avons cherché en vain dans les statistiques des grandes villes d'Europe le chiffre relatif à la *mortalité par syphilis* ; nous n'avons rien trouvé qui puisse être comparé, — même dans la proportion d'un *dixième*, — à la mortalité syphilitique de Madagascar.

Cependant, nous craignons que ces chiffres ne rendent le lecteur victime d'une illusion. Oui, la syphilis fait de grands ravages à Madagascar ; oui, les Malgaches sont trop insouciants, quand il s'agit de se soigner pour cette maladie. Cela tient à ce qu'ils ignorent d'habitude la gravité du mal et de ses conséquences ; et même, si beaucoup d'entre eux connaissent la gravité de cette maladie, ils ne savent souvent pas qu'ils l'ont, quand ils en sont atteints. Et comme les Malgaches n'ont pas l'habitude, ainsi qu'en Europe, de voir régulièrement le médecin, ils laissent leur mal s'aggraver au point qu'ils deviennent parfois incurables.

Nous dirons même plus : parmi les affections des *voies respiratoires*, des *voies digestives*, des *centres nerveux* qui frappent si durement la première enfance à Madagascar, il y a certainement des cas où la *tare syphilitique congénitale* a aggravé le mal, et occasionné la mort, sous un autre diagnostic médical.

Mais, d'autre part, en fréquentant les services hospitaliers de France, en interrogeant les statistiques de la capitale, en consultant nos maîtres de Montpellier, nous avons appris qu'on *ne mourait pas ouvertement de la syphilis*, dans les hôpitaux d'Europe, pas plus *qu'on ne meurt* de la syphilis en ville, du moins d'une façon générale.

Lorsque à l'hôpital un syphilitique est en danger de mort pour une maladie diathésique ou intercurrente, à laquelle la syphilis a donné le coup de fouet final, on l'évacue sur un autre service où il va mourir, et les désastres occasionnés par la vérole restent ainsi ignorés.

De même en ville : par décence, par respect pour le mort et pour ne pas désobliger les familles, le médecin de l'état civil, même s'il sait ou soupçonne l'existence, sur le sujet qu'il examine *post mortem*, d'une gomme, d'une lésion syphilitique ayant entraîné la mort, il la rattache à une cause banale qui diminuera ainsi le bilan mortuaire de la syphilis en Europe.

Donc, tout en reconnaissant l'extrême fréquence de la syphilis à Madagascar, il faut tenir compte des deux modes différents de statistiques pratiqués dans notre colonie et en Europe au sujet de cette maladie, modes qui tiennent au milieu social où on les établit.

Voyons maintenant comment les Malgaches considèrent cette affreuse maladie.

ORIGINE DE LA SYPHILIS A MADAGASCAR. — HABITUDES LOCALES.

La syphilis est d'importation étrangère. On pense que c'est vers la fin du XVI° siècle qu'elle y fut introduite par des navires de commerce qui trafiquaient en grand nombre avec tous les ports de la côte, venant d'Afrique (Arabes), ou d'Asie (Egyptiens, Indiens, Malais ou Chinois).

Le mot malgache *tety* signifie textuellement « voyage partout » et nos ancêtres nous ont fait connaître l'origine de cette terrible maladie, qui nous arriva principalement du côté de l'Ouest, du Nord-Ouest (principalement *Majunga*) et *Anorontsanga*.

De nombreux convois de nègres venant de la côte d'Afrique

— du Mozambique —, transportés par des boutres arabes, débarquèrent à Madagascar pour être vendus comme esclaves. Ils furent ainsi répartis dans toute l'île, semant avec eux la syphilis.

Lorsque nous commençâmes, en 1880, nos études en médecine, nous constatâmes également la syphilis sur des nègres récemment arrivés de la côte de Mozambique, aussi grave dans ses formes que la syphilis observée chez les indigènes de Madagascar. Depuis quelques années, cette maladie s'est tellement répandue dans l'île qu'elle provoque autour d'elle une immense frayeur. C'est ainsi que, chez certaines peuplades (les Betsileos, par exemple), on garde les varioleux à domicile, mais on éloigne les syphilitiques, on évite même de se promener avec eux.

Quand la syphilis se localise sur la verge sous forme de *chancre*, les Malgaches n'accusent plus la syphilis, mais bien l'*ody*, le *mosary*, les sorciers, les *mpamosavy*, faiseurs d'amulettes, *mpanao ody*, c'est-à-dire les hommes ou les femmes qui leur veulent du mal. Les Malgaches reconnaissent facilement la syphilis chez leurs voisins à la chute des cils, à leur voix rauque, à leur figure marbrée.

Voici quelques moyens bizarres qu'emploient les gens du peuple pour soigner la syphilis : dans une famille, quand un membre est atteint de la syphilis, les autres prennent l'intérieur d'un gésier, le font brûler et l'avalent réduit en poudre.

Au début de la maladie, on laisse aussi le syphilitique dans un grand état de saleté, plus tard on le lave tous les matins avec le savon noir.

La grande morbidité vénérienne était, d'ailleurs, prévue dans l'*Instruction technique sur le service de santé de la brigade d'occupation de Madagascar* [1]. Le Ministre de la guerre

---

[1] *Archives de médecine militaire* (octobre 1895).

s'exprimait ainsi : « La prophylaxie des maladies vénériennes, qui sont un des fléaux de la population malgache,
devra être l'objet d'une attention constante. Au Tonkin, les
*boys* n'étaient pas étrangers à leur propagation [2] ; si l'organisation d'un dispensaire vous paraît nécessaire et possible,
son fonctionnement sera facilité, etc... »

Par contre, nous devons noter ici les observations du
Dr Debrie, qui paraissent plus optimistes [1].

Du 1er mai, jour du départ de Majunga, jusqu'au 5 octobre, date du cantonnement du bataillon étranger à Soanérana, nous n'avons pas eu à redouter, pour les hommes, le
« péril vénérien », puisque, pendant ces cinq longs mois,
aucune femme ne s'est trouvée sur notre route.

Il n'en fut pas de même à Soanérana, centre important
de la banlieue de Tananarive, où des rapports aussi intimes
que fréquents s'établirent, dès les premiers jours, entre les
légionnaires et la population féminine. Malgré cette pro-
miscuité, nous n'avons constaté *qu'un seul* accident vénérien
dans le bataillon. « Cela semblerait démontrer que la syphilis n'est peut-être pas aussi généralisée en Emyrne qu'on a
bien voulu le dire [2] ».

Il est probable que les hommes de ce bataillon, riches
d'économies forcées, purent choisir ; peut-être aussi, le contrôle sanitaire mensuel, si facile à éviter en garnison en se
faisant porter exempt de service, était-il encore moins
efficace devant Tananarive, parmi ces soldats, désireux de
bénéficier largement de leur situation de repos.

---

[1] Les *boys* sont de petits domestiques à tout faire ; leur rôle est bien connu
parmi ceux qui ont fréquenté la Cochinchine depuis l'occupation ; mais depuis
que de nombreuses Européennes y habitent, les boys n'y tiennent plus qu'une
place exceptionnelle. J'ajouterai que le boy, tel qu'il est en Indochine, n'existe
pas à Madagascar, où la jeune fille est très recherchée.

[2] Debrie.— *Contribution à l'histoire médicale de l'occupation de Madagascar.
État sanitaire de la légion étrangère* (Arch. de méd. milit., 1898, n° 7)

## L'HÉRÉDO-SYPHILIS

Voyons maintenant dans quelles conditions la syphilis exerce ses ravages chez les adultes comme chez les nouveau-nés, et, certainement, surtout dans la première enfance.

L'histoire de la syphilis héréditaire est déjà ancienne ; mais ce n'est guère que depuis un demi-siècle qu'elle a été scientifiquement étudiée. C'est d'abord Diday qui, vers 1854, écrivait son Traité classique sur l'*hérédo-syphilis*, livre qui fit époque.

Puis, Gubler, Gosselin en France ; Bryant, Wilk, Hutchinson, Carpenter en Angleterre ; Taylor en Amérique, etc., produisirent des travaux remarquables et, de nos jours, Parrot, Fournier, Comby, Lancereaux, Trousseau, Baumel, — pour ne citer que les plus connus, — ont apporté leur contribution importante à l'histoire définitive de l'*hérédo-syphilis*.

Qu'est-ce que la *syphilis-héréditaire?* Parrot écrit : « C'est une forme de la syphilis dans laquelle le produit est infecté par l'un des générateurs ou par tous les deux, soit au moment de la fécondation, soit dans le cours de la vie intra-utérine [1] ».

Fournier définit à son tour la *syphilis héréditaire* : « celle qui dérive, pour le fœtus, d'une syphilis des ascendants, antérieure à la procréation. » Nous croyons qu'on peut adopter la doctrine de Fournier et dire que *la syphilis héréditaire est celle que reçoit l'enfant de parents qui sont en possession de la syphilis, au moment de la fécondation.* Il résulte donc qu'il y a deux modes d'hérédité syphilitique :

[1] Parrot. — *La syphilis héréditaire et rachitism.*, Paris, 1886.

A. Par l'infection de l'œuf au moment de la conception, les cellules génératrices d'un conjoint étant syphilisées. C'est la syphilis héréditaire proprement dite. Et cette syphilis peut se développer :

1° Dans la vie intra-utérine (*syphilis héréditaire fœtale*) ;

2° Dans les deux premières années après la naissance (*syphilis héréditaire précoce*), généralement dans les quatre premiers mois ;

3° De la deuxième année à la puberté (*syphilis héréditaire tardive*).

B. Par l'infection de l'œuf, au cours de la vie intra-utérine après la conception, c'est la syphilis congénitale. Celle-ci comprend :

1° La syphilis *congénitale embryonnaire*, c'est-à-dire l'infection de l'embryon dans l'utérus dès le premier mois de la grossesse ; l'infection est *paternelle*, et le fœtus meurt avant d'être viable.

2° *Syphilis congénitale fœtale* ; l'infection est *maternelle*, la mère transmet la maladie à l'enfant par contagion utéro-placentaire[1].

## INFLUENCE. RÔLE RESPECTIF DU TRAITEMENT SUIVI PAR LES ASCENDANTS

*a*) Si les parents se sont méthodiquement traités, la mortalité des enfants ne dépasse pas 2 %.

*b*) Si les parents se sont mal soignés, ou ne se sont pas soignés, la mortalité atteint le chiffre énorme de 82 % (Fournier). Et si nous ajoutons à cette mortalité l'*avortement* ou la *mort* du fœtus pendant la grossesse, nous trouvons que :

[1] Comby *Traité des maladies de l'enfance.*

627 grossesses syphilitiques donnent 230 avortements (Fournier) : 414 grossesses donnent 153 morts prématurées[1].

Une autre statistique de Wiederhofer nous indique 99 % de décès (*avortements* et *mort prématurée*) provoqués par la syphilis. L'hérédité syphilitique est modifiée par le *traitement*, mais cette influence n'est que provisoire : on connaît à cet égard l'observation classique de Turlimann [2].

## Mortalité suivant les Ascendants

Les nouveau-nés de parents syphilitiques ont fourni les chiffres suivants :

68,5 % Syphilis des deux parents ;
60 % Syphilis maternelle seule ;
28 % Syphilis paternelle (Fournier).

*Autre statistique :*

72 % Syphilis des deux parents ;
54 % Syphilis maternelle seule ;
38 % Syphilis paternelle.

Ajoutons que, selon certains auteurs, la syphilis n'est pas dangereuse en dehors des accidents secondaires. Tous les auteurs ne sont pas de cet avis, mais ce qui est certain, c'est que la syphilis est d'autant moins grave qu'elle est plus ancienne. Il y a donc lieu d'engager de toutes les façons les mères malgaches en état de syphilis à se soigner, et de leur en fournir les moyens.

Pourquoi même, puisque le péril est si grand, ne les y obligerait-on pas et n'internerait-on pas dans les hôpitaux

[1] Le Pileur... (Hôpital de Lourcines).
[2] Turlmann. — *Gazette médicale* (24 juin 1843).

pour s'y soigner, comme on y interne d'*office* les varioleux, les lépreux et les pestiférés, les syphilitiques avérés, qui traînent publiquement cette lèpre d'un nouveau genre à travers les foules, et qui sont une menace pour l'avenir de la race? N'est-ce pas là une mesure de salut public[1], puisqu'il s'agit de ne plus voir empoisonner sans cesse et diminuer la population indigène, seule capable de fournir la main-d'œuvre à la colonisation nouvelle? Or, sans main-d'œuvre, une colonie de peuplement et d'exploitation est frappée de stérilité.

Les manifestations diverses de la syphilis sont bien connues ; nous n'y insisterons pas.

*Curabilité* — La syphilis infantile bien traitée est curable puisque, en 1892-1893, M. Baumel signale dans son service 4 guérisons sur 4 cas; en 1891-1892 une guérison sur 2 cas. En 1893-1894, 3 guérisons sur 6 cas (allaitement artificiel, lait stérilisé).

Voici des observations que nous avons recueillies dans le service de M. le professeur Baumel, relatives à des cas de *syphilis infantile*, dont 2 suivis de décès, parce que, les mères ne pouvant pas nourrir leurs enfants, le médecin fut obligé d'avoir recours à l'*allaitement artificiel*, toujours fatal en pareil cas.

---

[1] Nous croyons que cette sanction existe, car dans le numéro 3 de la *Revue de Madagascar* (10 mars 1901), nous lisons (pag. 199) : « L'hôpital des vénériens, créé à Itaosy par l'administration de la province de Tananarive, est déjà fréquenté par de nombreux malades. *Une quarantaine d'indigènes y sont en outre internés* ». (Nous soulignons le dernier membre de phrase).

## OBSERVATION I.

(Due à l'obligeance de M. H. Coustan, externe du service).

(Erythème fessier spécifique. — Gros ventre. — Allaitement artificiel).

Lucie D..., âgée de 5 mois habitant à Montpellier, rue Lunaret, entre à la clinique des maladies des Enfants (Hôpital Suburbain), service de M. le professeur Baumel, lit n° 14, salle des enfants de 2 à 4 ans, le 3 décembre 1901.

*Antécédents héréditaires.* — Mère bacillaire (période cachectique actuellement). — Père syphilitique. — Deux frères bien portants. — Une sœur âgée de 2 ans 1/2, dans le même service, atteinte de la même maladie.

*Antécédents personnels.* — Née à terme, mais chétive à la naissance. — Diarrhée infantile.

*Etat actuel.* — 3 décembre 1901. Cette enfant, née en juillet à la Maternité, où la mère avait été envoyée après avoir subi un traitement antibacillaire à la clinique des fiévreux, entre à l'hôpital dans des conditions très fâcheuses de nutrition et d'hygiène.

Allaitée au biberon, depuis sa naissance, elle nous présente tous les symptômes d'une enfant qui souffre et qui a été mal soignée, mal nourrie : 1° Des croûtes impétigineuses par endroits sur tout le corps; 2° aux fesses, aux lombes et sur les cuisses, semis de petites plaies rouges, comme taillées à l'emporte-pièce; 3° eczéma de la face et de la partie antérieure du cuir chevelu. — Muguet; masses musculaires atrophiées; tête ballante; ventre gros, météorisé; diarrhée verte constante. — Coryza abondant; ongles des mains et des pieds crochus. En un mot, grande faiblesse générale.

*Traitement.* — Lait toutes les 3 heures ; Sous-nitrate de

bismuth : 0,50 par 24 heures ; Borate de soude, miel rosat : āā 10 grammes en collutoire.

Liqueur de Van Swieten........    1 gram.

Eau..... ...................    20   —

(2 cuillerées à café par jour).

12. La diarrhée a diminué. — Poids de l'enfant : 3 k. 945 (*Voir la courbe*).

17. Diarrhée à peu près enrayée. — L'enfant prend mieux le biberon, car le muguet a presque disparu. Poids : 4,035 (augmentation sur le 12 de 18 gram. par jour).

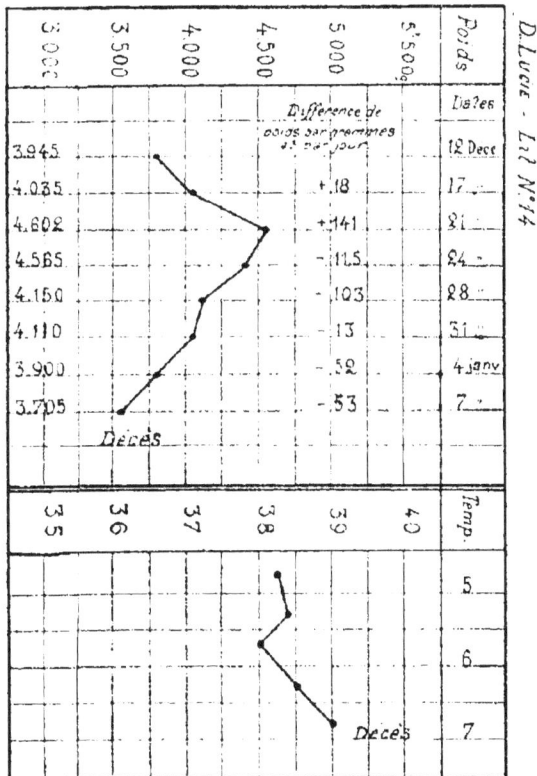

21. Poids : 4,602 (augmentation de 141 gram.). La diarrhée reprend malgré le bismuth.

24. La diarrhée est très intense; l'enfant dépérit à vue d'œil. Poids : 4,565 (diminution de 11 gram. par jour).

28. Poids : 4,150 (diminution de 103 gram. par jour). Maigreur extrême; la diarrhée et l'érythème s'améliorent pourtant, mais le ventre reste météorisé.

31. Poids : 4,110 (diminution de 13 gram.).

4 janvier 1902. La diarrhée a cessé; l'éruption fessière persiste. Poids 3,900 (diminution de 52 gram.).

5. Température 38°,3 le soir. Suppression de la liqueur de Van Swieten.

7. Plus de diarrhée. Météorisme considérable de l'abdomen. — Quelques bulles pemphygoïdes disséminées à sa surface. Poids : 3,705 (diminution de 55 gram.). Tempér. 38°,5 le matin ; 39° le soir. — Vomissements.

8. Convulsions ; borborygmes; l'enfant succombe dans une convulsion à 4 heures du matin.

### OBSERVATION II
(Due à l'obligeance de M. H. Coustan, externe du service.)

Erythème fessier spécifique. — Eczéma. — Gros ventre. — Allaitement artificiel.

D... Anna, 2 ans et demi, habitant Montpellier, rue Lunaret, entre à l'Hôpital suburbain (clinique des maladies des enfants), lit n° 11 (enfants de deux à quatre ans), le 4 octobre 1901.

*Antécédents héréditaires.* — Mère bacillaire (période cachectique). Père syphilitique. Deux frères bien portants. Une sœur, âgée de cinq mois, dans le même service pour la même maladie.

*Antécédents personnels.* — Rougeole à un an. — Prolapsus du rectum jusqu'à deux ans. — Bronchite à dix-huit mois.

*État actuel :* 4 octobre 1901. Cette petite malade rentre à la clinique pour de l'eczéma du cuir chevelu, un gros ventre et du rachitisme. Elle a été antérieurement traitée dans le service, au mois de juillet dernier, pour des abcès du cuir chevelu et de la bronchite. — Etat général médiocre. — Coryza peu marqué.

7. Ulcérations rouge vif, comme taillées à l'emporte-pièce sur la région des lombes, mais surtout aux fesses. Un peu de diarrhée.

Malgré l'absence de tout renseignement précis permettant de croire à une syphilis héréditaire, on soumet l'enfant, en présence de ces manifestations, au traitement spécifique :

Liqueur de Van Swieten.... .......    2 gram.
Eau..............................    20 gram.
Sirop de lactophosphate de chaux....    20 gram.

Lait toutes les trois heures. Poudre de salol sur les plaques. L'eczéma du cuir chevelu est traité par des lavages à l'eau boriquée et des applications de vaseline boriquée.

10. L'eczéma de la tête est à peu près guéri.

On ajoute :

Iodure de potassium..............    0.20 cent.
Eau...........................    20 gram.

16. Les ulcérations rouge vif des premiers jours sont à peu près guéries, et sont remplacées par des cicatrices bleuâtres.

20 décembre. Coryza très intense ; yeux larmoyants. — Suppression du traitement spécifique ioduré.

25. On reprend la liqueur de Van Swieten.

Liqueur de Van Swieten...........    10 gram.
Eau......................... .....    90 gram.
(4 cuillerées à café par jour dans *une prise de lait*.)

29. L'enfant a de la fièvre : T., 38° le soir.
30. T. matin : 38°5. — L'érythème fessier a diminué.

M. le professeur Baumel, en présence de la fièvre que présente la petite malade, cherche du côté de l'appareil dentaire et incise la canine supérieure droite prête à percer.

31. Le lendemain, pas de fièvre : 37°2 le matin ; 37°5 le
soir.

4 janvier 1902. T. 38°3. — La fièvre a repris ; le ventre
est ballonné, météorisé, un peu douloureux à la percussion,
qui donne de la submatité en dessous d'une ligne passant
par l'ombilic. Péritonisme. L'éruption des fesses est totale-
ment guérie.

D... Anna. - Lit. N°11

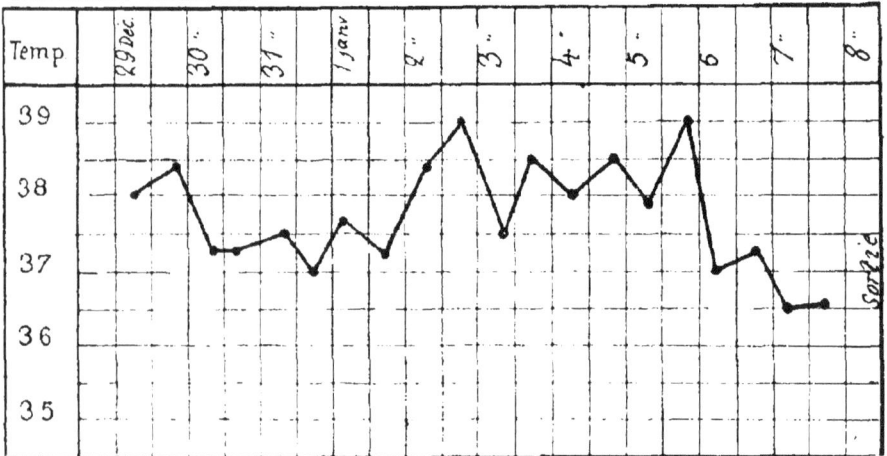

Traitement : Onctions à l'onguent mercuriel simple :

Liqueur de Van Swieten............ 10 gram.
Eau............................. 90 gram.

6. T. 39°.

7. La fièvre tombe ; le ventre est moins tendu, mais matité
en dessous de l'ombilic, submatité en dessus. M. le professeur
Baumel incise la canine supérieure gauche, qui était prête à
percer.

T., le soir : 36°5.

8. T. matin : 36°6. — Le ventre est toujours douloureux, très ballonné, submat. — On ordonne de la glace sur l'abdomen.

9. L'enfant sort de l'hôpital dans un état très précaire, malgré l'avis donné aux parents de ne pas l'emmener.

## Observation III

### (Personnelle)

(Erythème fessier et gomme spécifique du creux poplité. — Allaitement naturel)

Fernand C...., âgé de 9 mois, habitant rue Roucher, à Montpellier, entre à la clinique des maladies des enfants (service de M. le professeur Baumel), crèche n° 2, le 16 décembre 1901.

*Antécédents héréditaires.* — Père bien portant. Mère a fait une fausse couche il y a 6 ans. Grand-père paternel mort bacillaire. Grand-père et grand'mère maternels bien portants.

*Antécédents personnels.* — Néant. Erythème fessier dès la naissance.

*Etat actuel.* — 16 décembre. Né 15 jours avant terme. Aspect extérieur : tête volumineuse, aux lèvres quelques croûtes, résultat d'herpès ancien (5 mois). Bras normaux ; jambes un peu volumineuses : semis rougeâtres aux fesses et aux lombes, ainsi que sur les cuisses. Il nous présente en outre une gomme au creux poplité gauche. L'œil gauche est à demi-fermé par de la blépharite et un peu de paralysie de la paupière supérieure : conjonctivite consécutive. Nasonnement et coryza depuis l'âge de 5 mois. Pas de diarrhée : prend bien le sein et tète normalement jour et nuit. Pas d'indice dentaire.

17. Poids : 6.085. — Traitement :
Sein toutes les 3 heures.

Liqueur de Van Swieten.. ......... 1 gram.

Eau........................... 20 gram.

Iodure de potassium.. ........... 1 gram.

Sirop simple ..... .............. 40 gram.

Sirop de lactophosphate de chaux.... 30 gram.

21. Poids : 6.275 (augmentation de 47 gr. 5 par jour). La digestion s'effectue bien et l'enfant présente un érythème légèrement amélioré.

23. Poids : 6.250 (légère diminution de 8 gr.).

28. Poids : 6.275 (augmenté de 5 gr.) : le coryza s'améliore : la gomme poplitée est fluctuante.

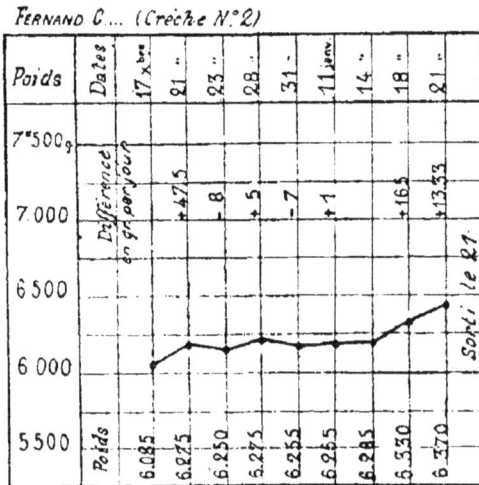

FERNAND C... (Crèche N° 2)

31. Poids : 6.255 (diminution de 7 gr.). L'érythème va mieux. La gomme poplitée augmente.

3 janvier. La liqueur de Van Swieten est supprimée ; la gomme suppurant, l'enfant passe à la clinique chirurgicale des enfants.

8. L'enfant sort de la clinique chirurgicale, où on a opéré et pansé la gomme qui a meilleur aspect. État général assez bon ; il prend toujours bien le sein, malgré un peu de muguet qui s'est déclaré depuis le 7 janvier.

*Traitement repris :*

| | |
|---|---|
| Liqueur de Van Swieten . . . . . . . . . . | 1 gram. |
| Eau. . . . . . . . . . . . . . . . . . . . . | 20 gram. |
| Iodure de potassium . . . . . . . . . . | 1 gram. |
| Sirop simple . . . . . . . . . . . . . . . . | 40 gram. |
| Borate de soude . . . . . . . . . . . . . . } | āā 10 gram. |
| Miel rosat. . . . . . . . . . . . . . . . . } | en collutoire. |
| Sirop de lactophosphate de chaux. | 30 gram. |

11. Poids : 6.265 (augmente de 1 gr. par jour).

14. L'enfant ne change pas de poids : 6.265. Pas de fiè-vre ; l'œil gauche est maintenant atteint d'entropion.

15. Température du soir : 38°. Pas de diarrhée.

16. Température normale. Des indices dentaires se montrent, accompagnés de mouvements de mâchonnement, avec les doigts mis dans la bouche, sucés et mâchonnés.

18. Poids : 6.330 (augmentation de 16.5 par jour).

21. Poids : 6.370 (augmentation de 13.33). Rien d'anor-mal. L'enfant sort à ce jour très amélioré et en voie d'ac-croissement.

### CONCLUSIONS

Nous emprunterons les conclusions de ce chapitre à la thèse de notre camarade d'études Ivanoff, et les résumerons ci-dessous :

1° Lorsque les deux parents sont syphilitiques, le fœtus l'est presque fatalement, et d'autant plus exposé à la syphilis que les parents sont plus près des accidents ;

2° Si un seul parent est atteint, l'enfant a moins de chan-ces de l'être ; ses chances sont encore moindres si c'est le père qui porte le mal ;

3° Si c'est la mère, l'enfant est presque toujours syphilisé, à moins que la mère ne soit atteinte que deux ou trois mois avant le terme.

4° Les lésions de la naissance, ou précoces, sont des manifestations *cutanées, muqueuses, osseuses, viscérales.*

## TRAITEMENT RECOMMANDÉ

Premier cas. *Enfant sain ; parents syphilitiques.* — Traitement préventif, car l'enfant n'est souvent sain qu'en apparence ; bientôt viendra la cachexie avec ses désastres ;

Deuxième cas. *Enfants syphilitiques ; parents syphilitiques.* — Traitement énergique (*général* et *local*).

### A. MÉDICATION GÉNÉRALE.

a) *Traitement direct. Accidents secondaires* : Mercure seul, par la voie buccale :

1° Liqueur de Van Swieten : une demi-cuillerée à café dans du lait, ou de l'eau sucrée ; 2° Tous les jours, bain avec : Sublimé 2 ; alcool 10 ; Eau q. s.

Ou bien :

Liqueur de Van Swieten XX gouttes ; Eau distillée 20 gram. jusqu'à un an (Baumel). Liqueur de Van Swieten XXXX gouttes ; Eau distillée 20 gram jusqu'à deux ans (Baumel). (En quatre fois, dans du lait sucré toutes les six heures.)

Si l'enfant tète, donner cette solution seule aux mêmes intervalles, avant la tétée. Se méfier du *protoiodure* ; il irrite la muqueuse intestinale. Se méfier des *injections sous-cutanées* de sels *mercuriels* recommandées par Moncorvo ; elles peuvent favoriser les convulsions (Baumel). Si l'on emploie les onctions mercurielles, laver la surface enduite quelques heures après.

II. *Accidents tertiaires.* — Iodure de potassium : 0,10 — 0,30 — 1 gram. par jour en potion.

b) *Traitement indirect.* — Administrer la médication soit à la mère, soit à la nourrice, soit à un animal dont l'enfant prend le lait (ânesse, chèvre, rasées et frottées d'onguent mercuriel). Cette médication est le plus souvent insuffisante à combattre les accidents, le lait contenant peu ou pas de mercure.

c) *Traitement mixte.* — Consiste à traiter la mère et l'enfant simultanément.

## B. MÉDICATION LOCALE.

Celle-ci s'adresse surtout aux manifestations muqueuses et cutanées de la syphilis héréditaire précoce. Les plaques muqueuses, le coryza, seront traités par des topiques ; un des plus employés est le suivant :

> Liqueur de Van-Swieten    2 grammes
> Miel rosat............    20    —

En résumé, dit M. le professeur Baumel, « patience et persévérance », — telle est la formule du traitement anti-syphilitique chez l'enfant. Il faudra souvent le continuer pendant des années. On se méfiera du sevrage et de la dentition, causes de rechute des manifestations.

*Régime.* — Le régime a une grande importance. Avec l'allaitement maternel dans la famille, l'enfant syphilitique *meurt rarement.* Avec l'allaitement au biberon, à l'hôpital l'enfant *meurt presque fatalement* (Dross, Baumel, etc.). Les observations I, II III en sont une preuve manifeste.

## MORT-NÉS ET AVORTEMENTS.

Pour donner une idée de la morti-natalité à Madagascar, même dans les milieux où les soins sont les plus attentifs, nous insérons les chiffres ci-dessous, de source officielle.

A la maternité du Dr Villette (hôpital libre d'Isoraka), œuvre philanthropique dont ce distingué praticien a doté Tananarive, la statistique suivante a été enregistrée :

Du 7 janvier au 10 mai 1901, il a été fait, à cette maternité, 50 accouchements, sur lesquels on a observé :

9 avortements de 2 à 6 mois : (4 dus à la syphilis ; 2 dus au surmenage de la mère pendant les travaux pénibles des rizières) ; 4 mort-nés ; 1 décès d'enfant dû à un gavage prématuré du nouveau-né, pratiqué par une parente de l'accouchée en dehors de la surveillance du personnel ; 2 décès dus à des accouchements anormaux (placenta prævia).

(Pour mémoire) 7 opérations : 3 versions podaliques ; 4 applications de forceps [1].

Ce chiffre d'avortements dans un milieu hospitalier, où les soins et la surveillance ne manquent pas, implique nécessairement l'idée d'un chiffre plus élevé encore de ces accidents hors de l'hôpital. De là à mettre en cause la *provocation*, il n'y a qu'un pas.

Pourtant, la loi malgache est très sévère sur ce chapitre.

ART. 64. — Si une femme enceinte est convaincue d'avoir provoqué son accouchement prématuré, elle sera condamnée à 2 ans d'emprisonnement.

ART. 65. — Quiconque recevra de l'argent pour provoquer un accouchement prématuré, sans qu'il y ait nécessité pour sauver la vie de la mère, subira 2 ans d'emprisonnement.

[1] Des nouvelles récentes (du 10 mars 1902), nous apprennent que, sous le rapport de la réduction de la mortalité infantile, on a fait à Tananarive des pas de géant et qu'une solide surveillance des mères de famille, en même temps qu'un contrôle méticuleux des nouveau-nés, a déjà fait notablement baisser les chiffres des décès. En une année, il a été pratiqué à la maternité Villette 230 accouchements dont 6 seulement suivis du décès de la mère ou de l'enfant. *Cette infime proportion eût été dix fois supérieure, si ces femmes avaient été confiées à des matrones inexpérimentées, comme c'eût été infailliblement leur cas en d'autres circonstances.* (Revue de Madagascar, 10 mars 1902).

ART. 66. — Quiconque frappera une femme enceinte et causera ainsi son accouchement prématuré ou avortement, sera condamné à un an de prison.

Si la femme était assez avancée en grossesse pour sentir l'enfant, celui qui se sera porté sur elle à des voies de fait ayant provoqué un accouchement prématuré, subira un emprisonnement de 2 années[1].

Comme on voit, les lois que renferme le code Malgache de 1881 sont sages et bien adaptées au caractère des populations; aussi ont-elles été maintenues en vigueur par l'arrêté, n° 457, du 23 février 1897, de M. le Gouverneur général.

Nous ajouterons que la vente du seigle ergoté est interdite ainsi que celle de l'opium.

En résumé, on peut raisonnablement imputer en grande partie à la syphilis le grand nombre d'avortements et de mort-nés constatés à Madagascar.

*Mortalité en France dans les trois derniers mois de la vie intra utérine.* — D'après Bertillon, pour la France entière, sur 900.000 naissances, il y aurait 45,000 mort-nés, soit 50 pour 1000. Pour Paris seulement, 71,73 p. 1000 (soit le quart des naissances). A Besançon, elle fut de 91,3 p. 100 ; à Saint Étienne, de 97,4 p. 1000 (en 1885-89) ; à Toulon, elle a été de 48 p. 1000 enfants nés vivants (1874-93).

Les causes invoquées pour la France sont : les maladies héréditaires, surtout la syphilis et la tuberculose; la situation misérable de nombreuses délaissées (filles-mères ou femmes légitimes) ; l'avortement criminel suivi d'infanticide.

Tous les économistes ont constaté, en effet, l'aggravation

---

[1] Dernier Code Malgache du 1 Alakarabo (29 août 1881), paru sous le règne de Ranavalona II.

que l'illégitimité imprime à la morti-natalité. C'est ainsi que :

Pour 100 mort-nés légitimes, il y a 200 mort-nés illégitimes (Bertillon). A Toulon, Cartier a trouvé [1] :

Sur 1000 naissances légitimes. 12 mort-nés (1874-93).

Sur 1000 naissances illégitimes, 23 mort-nés (1874-93).

Par comparaison, la proportion de mort-nés à Madagascar (statistique d'octobre 1901) donne 112 mort-nés pour 1000 enfants nés vivants.

### Fondation humanitaire contre la syphilis

Les indigènes, chez qui la syphilis fait de si grands ravages, et cause dans la première enfance une mortalité énorme, ne se rendent pas bien compte du caractère grave de l'affection dont ils sont en grande majorité atteints. La syphilis, pour eux, est une simple affection congénitale, qu'ils n'ont aucune honte à avouer, et dont, en vérité, ils ignorent la véritable origine.

La mère de famille la plus digne et la plus respectable avouera avec naïveté le mal dont elle et ses enfants sont atteints, tandis que tel autre imputera sans détour, à la même cause, la perte avant naissance de tous ses enfants. La situation était donc grave et méritait que l'on prît des mesures pour la combattre ; c'est pourquoi le gouverneur général a fondé à Itaosy un hôpital de vénériens, dont la prospérité est assurée. Cette fondation marque une étape de plus dans le programme des institutions humanitaires, programme poursuivi par le gouverneur dans le but de soulager les souffrances des Malgaches, de rendre leur race plus vigoureuse.

---

[1] Cartier : l'*Hygiène à Toulon* (ouvrage couronné par l'Académie de médecine (prix Vernois) ; et la Faculté de médecine de Paris (prix Jeunesse).—Toulon, 1894.

Sans soins et sans asile, ces syphilitiques deviennent l'objet de la répulsion de leurs compatriotes, et le vide se fait autour d'eux comme s'ils étaient lépreux.

La France eût été en contradiction flagrante avec ses traditions de générosité et de philanthropie, si elle n'avait pris à Madagascar, comme partout ailleurs, souci d'atténuer le plus possible les misères qui accablent nos primitives populations. Les indigènes rendent, d'ailleurs, un hommage unanime à la sollicitude dont ils sont l'objet, et c'est avec un accent de sincérité bien vraie qu'en parlant de la nation française, ils lui donnent le nom si flatteur de : « *Ray amandreny* » qui renferme tout ce qu'il y a de touchant et de généreux dans ces deux mots associés de : « Père et mère [1] ».

Ajoutons enfin qu'un service des mœurs, dont la nécessité avait été depuis fort longtemps reconnue, vient d'être organisé, et les préventions des indigènes que l'on avait redoutées, ont été rapidement calmées.

« L'expérience montre aujourd'hui de quelle urgence était cette institution, et quelles épines vénéneuses cachaient, sous leurs apparences ingénues, les roses de Tananarive. Mais les hétaïres hovas sont de bonne composition et elles ont eu bientôt fait de se soumettre de bonne grâce à un contrôle garantissant leur bon aloi [2] ».

### § III. — Gastro-entérite infantile

« Kibo voky tsy manina »
*Ventre plein n'a point de regrets.*

« Ny kibo amponga ka ny henjana no maneno »
*Le ventre est un tambour; c'est celui qui est le plus tendu qui résonne.*

[1] *Revue de Madagascar* (1902, n° 2).
[2] Idem (1902, n° 7).

« Aza toy ny hety zay manam-bava nefa tsy misy kibo hasiana. »

*Ne ressemblez pas aux ciseaux, qui ont une bou-*
*che, mais point de ventre à remplir.*

(Proverbes et dictons Malgaches.)

Les épigraphes ci-dessus montrent déjà quel rôle font jouer à la réplétion du ventre les proverbes malgaches ; il n'est donc pas étonnant que les gens des classes inférieures, pour qui toute l'hygiène se réduit à quelques dictons, nourrissent trop tôt, et nourrissent trop fortement leurs enfants, même quand ils sont malades ; il en résulte ces diarrhées mortelles, beaucoup plus fréquentes encore dans mon pays qu'en Europe.

Sans doute, dans beaucoup de pays d'Europe les gens du peuple et même ceux des classes aisées sont très portés à faire un Dieu de leur ventre ; nous savons qu'il y a un proverbe français qui dit aussi : « *Ventre affamé n'a pas d'oreilles* ». mais du moins dans ces pays il y a l'instruction partout répandue, les livres, les médecins, dont on suit les conseils ; il y a aussi l'expérience dont on écoute les enseignements.

C'est donc la *diarrhée*, maladie le plus souvent *évitable*, et due à un défaut d'hygiène ou d'alimentation, qui est le principal facteur de cette mortalité à Madagascar.

A Paris, elle cause 389 décès sur 1.000 décès d'enfants, à Rouen, 500 ; à Troyes, 682. Et tout cela, grâce à l'ignorance des mères ou des nourrices, qui donnent aux enfants des aliments trop forts, indigestes, malsains, ou de l'eau de-vie, ou bien encore qui mettent à leurs lèvres des biberons infectés.

Le *lait de la mère ou celui d'une nourrice devrait être tou-jours la nourriture de l'enfant*: ceci est indiscutable. Cependant, beaucoup d'entre eux ne peuvent pas recevoir exclusivement du lait de femme, soit que leur mère ne puisse pas leur en fournir, la source étant insuffisante ou tarie, soit que son labeur quotidien l'éloigne trop de son nourrisson.

D'autres enfants ne peuvent pas trouver de nourrices. Que doit-on, dès lors, leur donner pour remplacer le lait de femme ?

On sait que, faute de ferment, l'enfant âgé de moins de six mois ne doit recevoir que du lait : *maternel* ou *animal*. Cependant des médecins (et parmi eux le docteur Borde[1]) estiment que l'enfant âgé de moins de six mois peut recevoir des fécules, et que ces fécules guériraient même la diarrhée, pourvu qu'elles lui soient données en décoction aqueuse.

Le docteur Borde va plus loin, il estime que le lait de vache exclusif surcharge l'intestin de beaucoup d'enfants et les prédispose aux entérites infectieuses ou les aggrave. Ces arguments méritent, croyons-nous, de trouver place ici, puisqu'ils ont pour *substratum* l'expérience faite chez les nourrissons vivant sous les tropiques, qui nous intéressent plus particulièrement.

Dans le cas où la mauvaise qualité ou la trop grande quantité du lait occasionne les entérites, on le rend plutôt tolérable aux enfants en le mélangeant à la décoction de fécule. Voilà l'affirmation du docteur Borde.

Pour moi, j'ai vu à Madagascar, et le docteur Coustan a vu aussi au lazaret de l'île Bourbon, des Indiens se guérir de dysenterie chronique en ne prenant pour tout médicament et pour toute nourriture que du *cangy*, décoction épaisse de riz, ayant servi au repas précédent et absorbé froid[2].

J'ai vu aussi à Madagascar certaines mères de la basse

---

[1] *Les fécules doivent-elles être bannies de l'alimentation des très jeunes enfants ?* (Gazette hebdomadaire des Sc. médicales de Bordeaux, n° 17, 1901).

[2] *Hygiène d'un convoi d'immigrants indiens au lazaret de l'île Bourbon* (Th. de Montpellier, 1867).

classe qui, lorsqu'elles n'avaient pas assez de lait, mâchaient du riz déjà cuit et l'introduisaient, ainsi imprégné de leur salive, dans la bouche de leurs nourrissons. Certes, il n'est pas très recommandable ni très propre, ce mode alimentaire, mais si l'on réfléchit qu'en Europe on utilise ces décoctions mêlées à de l'eau albumineuse pour nourrir des bébés atteints d'*entérite aiguë*, et que leur intestin enflammé et infecté, incapable de digérer le lait de vache et même le lait maternel, s'accommode de ces décoctions de fécule, il semble logique d'admettre qu'il s'en accommoderait mieux encore s'il était sain.

Ces fécules (de pommes de terre, de tapioca, d'amidon de blé, d'arrow-root, et par extension de décoction de riz, d'orge, de gruau, d'avoine, etc. — nourrissent suffisamment. La décoction d'avoine, en particulier, contient des phosphates, des fécules, du gluten, des sels divers.

*Hygiène alimentaire infantile coloniale.* — Voyons, à ce sujet, ce qui se passe à la Martinique, à la Guadeloupe, pays où les *entérites aiguës* sont rares et bénignes, où le *choléra infantile*, si meurtrier dans les climats tempérés, est, pour ainsi dire, inconnu.

Trois races habitent dans ces colonies équatoriales : la race blanche, la race noire (ou noirs d'Afrique), la race indienne. La race blanche, d'origine française, est la plus aisée, les deux autres, constituant la classe indigente et travailleuse. Or, les enfants blancs reçoivent en même temps que le lait maternel du lait de vache, et pas autre chose. Ceux des autres races sont nourris au sein, mais ne reçoivent pas le lait de vache en supplément, car il est trop cher ; aussi les nègres de la Guadeloupe le remplacent-ils par de l'eau panée (décoction de pain), et cela, dès le premier mois (Dr Nesty).

De même, à la Martinique on bourre les petits nègres,
dès leur naissance, de farine de manioc. (Dr Mary).

Dans ces conditions, on constate, cependant, que la diarrhée est à peu près inconnue chez les enfants du nègre, et
que la race blanche en est atteinte. Ainsi, les enfants qui
font usage des fécules sont presque réfractaires à l'entérite.

Y a-t-il là des influences de races ? Une résistance intestinale plus grande vis-à-vis des infections microbiennes ?
Les enfants de ces races noires sécrètent-ils, dès leur naissance, des ferments que ne sécrètent pas ceux des races blan-
ches ? Rappelons ici que la race arabe est presque réfractaire
à la fièvre *typhoïde* et à la dysenterie ; que les tirailleurs indigènes ou les convoyeurs kabyles des colonnes algériennes
boivent impunément, au cours des expéditions, des eaux
souillées de microbes, alors que les soldats français sont
cruellement éprouvés par l'ingestion de ces eaux éminem-
ment nocives.

De même, j'ai vu à Madagascar les indigènes du Soudan
ou du Dahomey, enrôlés en qualité de tirailleurs, expédi-
tionner à côté du soldat français à travers notre grande île,
comme sur les pistes du grand Continent Noir, et garder
leur tube digestif en parfait état, malgré les fatigues, les
privations, la mauvaise hygiène, l'eau impure.

Eh bien, ce n'est pas là qu'il faut chercher la raison de
la différence de vulnérabilité des enfants blancs à l'égard
de l'entérite. En effet, **autrefois** les enfants créoles étaient
alimentés presque à la façon des enfants nègres, c'est-à dire
au sein, ou avec des décoctions de fécules de pomme de
terre, de *tolomane*, fécule alimentaire extraite aux Antilles
de la racine du *canna coccinea* (amomacées) ; ou bien encore
de la *dictame* (dictamus albus).

Or, la diarrhée était alors inconnue de leurs mères, qui
parfois élevaient jusqu'à douze enfants sans en perdre

aucun de cette maladie. Et lorsque l'enfant en était atteint, plus tard, la mère donnait un peu plus de fécule, et l'enfant guérissait.

Les idées d'Europe sur l'indigestibilité des fécules furent importées dans la colonie par les médecins ; la race blanche, la plus cultivée, les a suivies, et maintenant leurs enfants connaissent la diarrhée (Dr Borde, *loc. cit.*).

Celui-ci a présenté, l'an dernier, à la Société médicale de Bordeaux trois enfants entrepris dans un état de santé pitoyable, et voués à la mort, âgés de un à huit mois. La décoction de fécules, unie à de très faibles quantités de lait de vache, les a guéris tous les trois. C'est pourquoi il recommande dans les cas d'*Entérite aiguë infectieuse*, où le lait est un poison, où l'enfant a pour lui une idiosyncrasie momentanée, de supprimer le lait de vache pendant quelques jours, et de l'alimenter exclusivement avec la décoction de fécule ou de céréales.

En 1897, étant appelé à donner des soins aux soldats français de M. le capitaine Fraystetter, dans le 3e territoire militaire, j'ai vu des diarrhées nombreuses chez des impaludés à gros ventre, guérir rapidement par l'usage exclusif de la fécule de riz, tout médicament étant supprimé.

Peu à peu, on ajoutera du lait à cette décoction. On sait, du reste, que Trousseau, Depaul, etc., conseillaient de couper le lait avec la décoction d'orge, de gruau, etc... méthode encore employée dans beaucoup de familles.

La décoction d'avoine, grossièrement broyée, renfermant une plus grande quantité de phosphates assimilables, doit être préférée : ces phosphates se rencontrent dans le péricarpe du grain en proportion notable sans compter ceux que renferme le grain lui-même.

En résumé, pour le Dr Borde, ces décoctions produisent les résultats suivants :

1° Elles calment les intestins, et préviennent les gastro-entérites infectieuses aiguës de l'été; elles aident à les guérir quand elles se produisent chez les enfants.

2° Ces décoctions, très nutritives, préviennent le *rachitisme* et les troubles digestifs chroniques chez l'enfant élevé au lait de vache, parce qu'elles permettent d'éviter le surmenage intestinal consécutif à l'absorption d'une trop grande quantité de ce lait, et parce qu'elles augmentent la digestibilité du lait de vache, lorsqu'elles sont mélangées à lui.

On pourrait ajouter, en faveur de la décoction de fécules, qu'elle se rapproche de l'eau, et que la *diète hydrique* convient bien dans la gastro-entérite; de plus, le lait de vache s'altère vite, sous les tropiques, tandis que les décoctions de fécules subissent chaque fois l'ébullition prolongée, constituant un liquide des plus aseptiques.

*Recherches statistiques.* — Les recherches de Balestre, nous indiquent que, sur 1.000 décès d'enfants d'un jour à un an, pour la totalité des villes de France, 389 sont dus à la *diarrhée*, 147 à des *infections pulmonaires*, 171 à la *faiblesse congénitale*, un à la *tuberculose*, 50 à des *maladies contagieuses*.

A. — De 1892 à 1897, il s'est produit à Paris 303.206 décès de tout âge, dont 44.069 décès de 0 à 1 an, soit 145,31. pour 1.000 décès. Sur ces 44.069 décès, 16.760 ont été produits par *gastro entérite, diarrhée*. Sur 1.000 décès de tout âge, 55,27 sont produits de 0 à 1 an pour la même cause. Sur 1.000 décès d'enfants, 380,30 relèvent de la même cause.

B. — Dans les 47 villes de France à population comprise

---

* *Etude sur la mortalité de la 1re enfance dans la population urbaine de la France, de 1892 à 1897* (Balestre et Gillette de St-Joseph, Nice, 1901).

entre 30.000 et 100.000 habitants — soit 2.421.820 habitants, — il s'est produit de 1892 à 1897 :

334.032 décès de tout âge
55.869 décès de 0 à 1 an.

(Soit, sur 1.000 décès généraux, 167,25 décès de 0 à 1 an). Sur ces 55.869 décès de 0 à 1 an, il y en a eu 19.558 pour *diarrhée* et *gastro-entérite* : de sorte que, sur 1.000 décès de 0 à 1 an, il y a eu 350,06 décès pour la même cause.

Il résulte également des recherches de Balestre que dans les 59 villes de France, les plus peuplées, la mortalité par diarrhée a dépassé, de 1892 à 1897, le quart de la mortalité infantile, sauf dans 7 villes. Cette mortalité dépasse le tiers dans 21 villes ; la moitié dans 12 villes ; enfin, à Troyes, il y a eu 682 décès par diarrhée sur 1000 décès infantiles.

*En résumé*, pendant ces six années, sur 7.300.000 (le *cinquième* de la population française), la diarrhée a tué 61.337 enfants, soit plus de 10,000 par an, et ces chiffres ne visent que des villes ayant une population supérieure à 30,000 habitants[1].

*Géographie médicale.* — Les villes les plus fortement atteintes ou en marche ascendante sont disséminées sur tout le territoire, au *nord*, au *midi*, au *centre*, au bord de la mer, au milieu du continent ; et, comme dit le docteur Balestre, partout la mort fauche sa moisson, partout on paye la funèbre dîme, presque sans murmurer ; partout des berceaux vides, et des petits cercueils.

Les chiffres concernant les villes de France moins peuplées ou des communes agricoles n'ont pas été connus par

[1] Il faut ajouter que depuis 1897 la mortalité parisienne par *diarrhée* semble avoir diminué.

M. Balestre, mais il est probable que la mortalité par diarrhée y est plus faible que dans les grands centres, parce que, grâce à la vie simple qu'on y mène, l'enfant est plus en contact avec sa mère ; l'allaitement maternel est plus prolongé, et l'allaitement artificiel moins pratiqué.

*Saisons.* — L'influence saisonnière est plus manifeste : La mortalité *minima* est en janvier-février : 212,8 sur 1000 décès de 0 à 1 an. La mortalité *maxima* est en juillet-août : 587 et 604 sur 1000 décès de 0 à 1 an

Le D<sup>r</sup> Cartier, auteur du remarquable mémoire cité plus haut, véritable traité sur l'hygiène à Toulon, a donné en détail les chiffres relatifs à la mortalité par *gastro-entérite, choléra infantile, dysenterie* à Toulon pendant 20 ans (1874-93). Ils sont très élevés, mais bien inférieurs encore à ceux que l'on a relevés à Madagascar.

Naissances annuelles (20 ans), 1716 ; Mortalité moyenne, (de 0 à 1 an), 334 :

Mortalité par *Diarrhées infantiles* (de 0 à 1 an), 68 ; soit 1/5 de la mortalité de 0 à 1 an. Cette mortalité s'est élevée même à 31 % de décès de 0 à 1 an, en 1886.

En d'autres termes, sur 100 enfants naissant à Toulon, au bout d'un an, 28 ont succombé, dont un pour *diarrhée infantile* ; parfois aussi, il en succombe 6 sur 20 pour 6 motifs. Mais, si l'on ajoute les enfants mourant au cours des 3 années suivantes, on trouve :

De 1 à 2 ans : 25 décès sur 949 enfants vivants du même âge 26 %₀. De 2 à 3 ans : 14 décès sur 962 enfants 15 %₀. De 3 à 4 ans : 9 décès sur 977 enfants 9 %₀. Le *maximum* de mortalité est en *juillet*.

Puis, viennent les mois de *juin, août, septembre* ; ces 4 mois absorbent le 54 %₀ de la mortalité : d'une façon

générale — (on l'a constaté pour toute la France) — les
années les plus chaudes offrent le plus de décès.

Ainsi, la *diarrhée infantile*, que les Anglais appellent
*bottle's disease* (maladie du biberon), ou encore *summer's
disease* (maladie de l'été, diarrhée estivale infantile), pré-
domine dans les mois où la température favorise les fermentations du lait recueilli dans des vases mal entretenus. Ce sont surtout les filles qui ne peuvent pas nourrir,
ou se payer une nourrice, qui perdent le plus d'enfants.

Le lait acheté s'altère rapidement au contact de l'air. De
plus, il y a l'alimentation prématurée qui provoque des
troubles digestifs graves.

## COMMENT PEUT-ON COMBATTRE CES DANGERS ?

Le D<sup>r</sup> Budin nous montre que, si le lait de la mère est inof-
fensif, c'est qu'il passe du sein dans la bouche de l'enfant
sans arrêt, par conséquent sans recevoir de germes, sans
être infecté. Le biberon muni de tubes en verre, en caoutchouc
(le biberon à long tube), renferme, malgré les lavages, de
nombreuses colonies de microbes. Sur 31 biberons examinés
(H. Fauvel), 28 renfermaient, soit dans le récipient en verre,
soit dans le tuyau, soit dans le mamelon artificiel, de nombreuses bactéries, des vibrions, des microbes, des amas de
myceliums, et M. Lagneau a montré qu'en 1891, sur 3,372
enfants décédés par *athrepsie*, 2,529 avaient été élevés au
biberon. «Le tolérer, c'est favoriser l'infanticide». Le *galac-
tophore*, de Budin, n'a pas ces inconvénients.

Mais la surveillance du biberon ne suffit pas. La surveillance du lait s'impose encore plus; le rapport de M. H. Bertin-
Sans au Conseil départemental d'hygiène publique et de
salubrité de l'Hérault (séance du 12 janvier 1901), est à cet

égard très suggestif. Un grand nombre de vaches laitières, de belle performance, réagissent à l'épreuve de la tuberculine[1].

Enfin, en admettant qu'on ait un biberon modèle et un lait insoupçonnable, il restera à surveiller la manière d'administrer ce lait.

M. le professeur Baumel a fait remarquer que les accidents de *gastro-entérite* alimentaire chez l'enfant peuvent se rencontrer même chez le nourrisson, à partir de la naissance, alors que l'alimentation est absolument liquide et exclusivement lactée. C'est pourquoi il veut qu'au-dessous de six mois on proscrive de leur alimentation toute autre boisson que le lait, excepté dans les états fébriles où les tisanes sont parfois tolérées, alors que le lait pur ou coupé est vomi. Et ceci nous ramène à la décoction légère de fécules dont le docteur Bordes se trouve si bien, alors que le lait n'est pas toléré.

Le lait provoque des accidents gastro-intestinaux lorsque l'enfant en prend trop à la fois ou en prend trop souvent. Les nourrices ont tort de donner le sein *toutes les fois que l'enfant pleure*; car, si l'enfant pleure, c'est souvent parce qu'il a des *coliques* dues à une première indigestion, et la nourrice augmente ces coliques, en lui donnant le sein pour calmer ses cris.

Sans doute, le nouveau-né a besoin de prendre peu et souvent. Voici donc, à cet égard, la règle de M. le professeur Baumel[2]. A la naissance, tétée chaque heure pendant le

---

[1] Dans des proportions variant, suivant les pays, entre 25 et 60 %, et même plus (*rapport cité*, p. 12). Le bœuf gras de Marseille fut saisi en 1892, pour tuberculose.

[2] Baumel. *Leçons cliniques des maladies des enfants*. Paris, Masson, éditeur, 1893.

premier mois ; chaque deux heures pendant le second et le troisième mois ; et puis, chaque trois heures.

Lorsqu'il commence à prendre des potages, il faut laisser quatre heures entre ceux-ci et la première tétée. Enfin, lorsque l'enfant prendra des aliments solides, ses dents de première dentition (dents de luxe) ne lui permettant pas de triturer convenablement la nourriture, la viande, par exemple, il faudra la proscrire ; sans cela, on constaterait l'indigestion, le vomissement, la diarrhée, des gastro-entérites alimentaires.

Donc, l'indication s'impose de recourir pendant longtemps aux aliments liquides.

*Prophylaxie.* — Observations des règles hygiéniques ci-dessus décrites.

## GROS VENTRE

Ce que M. le professeur Baumel appelle *gros ventre* n'est pas le *carreau* ; le carreau n'en est que la seconde période ; sonorité gastrique exagérée, matité splénique et hépatique peu ordinaires, accidents dyspeptiques, anémie, diarrhée le plus souvent. A la suite de ces troubles, tuméfaction des ganglions mésentériques ; parfois, péritonite chronique de voisinage. A la longue, météorisme abdominal, *gros ventre.*

Telle est l'esquisse rapide du gros ventre ; sa cause est facile à trouver : l'alimentation vicieuse, soit par sa quantité, soit par sa qualité, soit par une mastication incomplète ; d'où résulte naturellement l'indigestion, la dilatation gastrique, et bientôt la gastrite et la gastro-entérite.

Comme on voit, le gros ventre se rattache à la maladie décrite ci-dessus et ses remèdes sont les mêmes : réformer l'alimentation si elle est défectueuse ; régler l'enfant dans ses repas ; ne pas lui donner à téter parce qu'il pleure.

Il suit de là que toutes les mesures hygiéniques recommandées aux mères pour combattre la gastro-entérite combattront heureusement le gros ventre.

## OBSERVATION IV
### (Personnelle — Gros ventre).

D... Anna, 2 ans 1/2, rentre à la Clinique des maladies des enfants (Service de M. le professeur Baumel), salle des enfants de 2 à 4 ans, lit n° 12, le 28 janvier 1902.

30 janvier 1902. Ventre ballonné, météorisé. Submatité dans l'hypogastre, un peu de diarrhée.

Les canines supérieures sortent à peine.

4 février 1902. Ventre toujours météorisé, submatité au niveau de l'ombilic, matité en dedans. Antipyrine 0,25 centigrammes, dans julep 120 grammes.

6. En arrière, râles cavernuleux. A gauche, souffle caverneux. Au sommet, du même côté, pommette gauche rouge.

8. Pas de diarrhée. Augmentation du volume de la rate.

11. Le ventre a beaucoup diminué, un peu de diarrhée, submatité à l'hypogastre.

17. Les canines supérieures sont sorties de la gencive de 2 millimètres environ. Submatité au niveau de l'ombilic, matité au tiers inférieur de l'hypogastre.

18. Le météorisme abdominal a diminué ; toujours submatité de l'hypogastre.

25. Râles en arrière à gauche. Looch blanc, 120 grammes. Benzoate de soude, 1gr,5.

4 mars. Un peu de diarrhée. Evolution dentaire.

11. Etat de l'appareil dentaire : les 2 canines supérieures sont hors de la gencive, de 3 millimètres. Les 4 incisives supérieures ont fini leur évolution extra maxillaire, les 2 premières molaires continuent leur évolution extra-maxillaire.

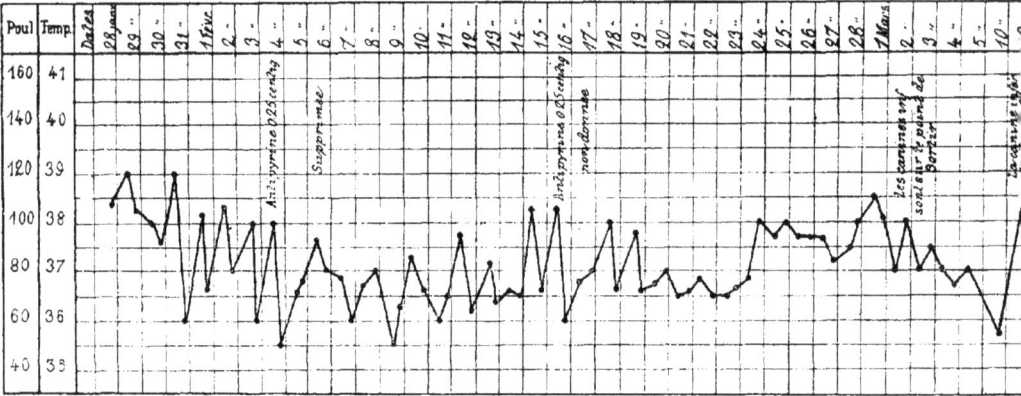

D. Anna . Lit N°12

| Poul | Temp. | Dates | 28 janv. | 29 " | 30 " | 31 " | 1 févr. | 2 " | 3 " | 4 " | 5 " | 6 " | 7 " | 8 " | 9 " | 10 " | 11 " | 12 " | 13 " | 14 " | 15 " | 16 " | 17 " | 18 " | 19 " | 20 " | 21 " | 22 " | 23 " | 24 " | 25 " | 26 " | 27 " | 28 " | 1 Mars | 2 " | 3 " | 4 " | 5 " | 10 " |
|------|-------|-------|----------|------|------|------|---------|-----|-----|-----|-----|-----|-----|-----|-----|------|------|------|------|------|------|------|------|------|------|------|------|------|------|------|------|------|------|------|--------|-----|-----|-----|-----|------|
| 160 | 41 | | | | | | | | | | | | | | | | | | | | | | | | | | | | | | | | | | | | | | | |
| 140 | 40 | | | | | | | | | | | | | | | | | | | | | | | | | | | | | | | | | | | | | | | |
| 120 | 39 | | | | | | | | | | | | | | | | | | | | | | | | | | | | | | | | | | | | | | | |
| 100 | 38 | | | | | | | | | | | | | | | | | | | | | | | | | | | | | | | | | | | | | | | |
| 80 | 37 | | | | | | | | | | | | | | | | | | | | | | | | | | | | | | | | | | | | | | | |
| 60 | 36 | | | | | | | | | | | | | | | | | | | | | | | | | | | | | | | | | | | | | | | |
| 40 | 35 | | | | | | | | | | | | | | | | | | | | | | | | | | | | | | | | | | | | | | | |

Antipyrine 0.25 cent 4 g

Suppormate

Antipyrine 0.25 cent 4 g
non donnée

les canines ont
sonté à fa pointe des
Bartzer

Les 2 deuxièmes molaires supérieures ont chacune un point hors du bourrelet gingival qui les recouvre.

L'incisive latérale gauche est à 3 millimètres hors de la gencive. La canine droite inférieure montre la pointe. Les deuxièmes molaires continuent leur évolution extra-maxillaire. Les 2 deuxièmes molaires manquent.

Eczéma rétro-auriculaire à gauche. Quelques croûtes d'eczéma dans le cuir chevelu. Polyadénite générale.

13. Les canines inférieures droites sortent ; la température n'atteint pas 39°. *Traitement.* — Sirop de lactophosphite de chaux à 5 100 : 20 grammes.

15. Chapelet rachitique. Pied légèrement enflé, surtout le gauche. Diarrhée. *Traitement* : Benzonaphtol, 0,60 centigrammes ; Salicylate de Bismuth, 0,30 centigrammes ; Julep, 120 grammes.

5. Vomissement à la suite d'indigestion par un gâteau apporté par son père.

12. Poumons. A la base droite, frottements fins à la fin de l'inspiration, presque crépitants. Urines : traces d'albumine.

17. Crépitations fines, surtout accentuées à la base droite.

*Diagnostic* — Congestion pulmonaire droite.
Mort à 10 heures du matin.


## ATHREPSIE.


Nous ferons rentrer dans le même ordre d'idées, et on devra soumettre aux mêmes lois prophylactiques et thérapeutiques les enfants atteints d'athrepsie. On distingue deux espèces d'athrepsie : l'athrepsie des enfants nouveau-nés, ayant pour cause une nourriture insuffisante en qualité, en quantité ; l'athrepsie tardive, ainsi appelée justement par M. le professeur Baumel, parce que c'est un mode de dénutrition que l'on rencontre chez les jeunes enfants ayant atteint 2, 3, 4 ans et même plus.

C'est seulement par l'emploi de la balance que l'on peut mesurer exactement l'état d'athrepsie des enfants. L'athrepsie tardive est plus curable que la première.

Ses causes sont les troubles gastro-intestinaux (alimentation), l'évolution dentaire, la syphilis, les affections des voies respiratoires, etc. Ici encore, mêmes mesures, mêmes règles que celles posées dans le chapitre précédent.

Nous n'insisterons pas davantage, pour ne pas donner de trop longs développements à cette thèse.

## OBSERVATION VI

### (Personnelle)

(Athrepsie du nouveau-né. — Allaitement naturel).

B.... Geneviève, âgée de 2 mois, entre à la clinique des maladies des enfants (crèche n° 3), (service de M. le professeur Baumel), le 20 janvier 1902.

*Antécédents héréditaires*. — Père bien portant. Mère malingre ; a eu dix enfants (celle-ci comprise), dont huit sont morts de 1 an à 10 ans. — Une sœur bien portante.

*Antécédents personnels*. — Chétive dès la naissance, nourrie au biberon pendant quelques jours.

*État actuel*. — L'enfant arrive à la clinique amenée par une nourrice qui y a déjà fait un séjour, et que M. le professeur Baumel a déclarée apte à nourrir.

Au premier aspect, la malade nous présente un faciès simiesque, le front plissé, les joues saillantes, le menton se perdant sous le maxillaire supérieur. A l'examen du corps, nous voyons une maigreur extrême, les côtes proéminentes, le ventre légèrement bombé, laissant voir la saillie des os iliaques ; les bras et les jambes présentant une atrophie musculaire complète. La bouche présente un peu de muguet.

La nourrice nous dit que cet enfant n'a pu être nourrie par sa mère, privée de lait ; on lui a donné le biberon pendant un mois et du lait à la cuiller. M. le professeur Baumel la met au traitement lacté : le *sein chaque 2 heures* ; la couveuse est aussi ordonnée pour réconforter l'enfant et la réchauffer, ses extrémités étant bleuies par le froid, ainsi

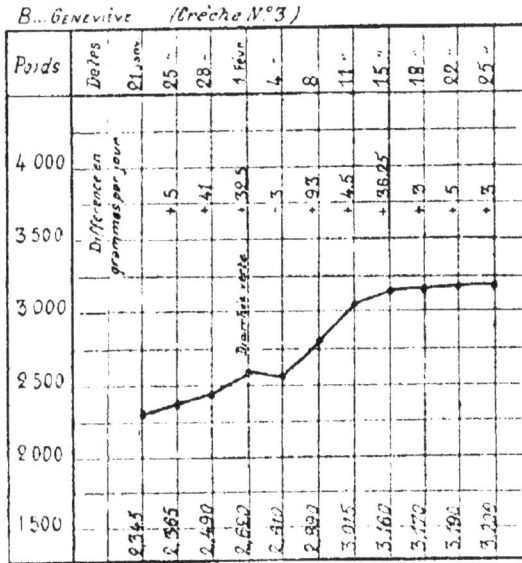

B...Geneviève    (Crèche N°3)

que sa face. On la place dans la couveuse d'Hutinel (à bouillottes changeantes). Un collutoire au borate de soude et au miel rosat (ää 10 gr.) est prescrit pour le muguet. Pas de diarrhée.

*21 janvier*. L'enfant prend bien le sein ; le muguet va mieux depuis la veille. Poids = 2.345.

*25 janvier*. Même état. Toute trace bleue a disparu des membres et les joues de l'enfant prennent un caractère plus marqué de bonne santé. Poids = 2.365 (augmentation de 5 gr. par jour).

*28 janvier*. Même état. Poids = 2.490 (aug. de 41 gr. par jour).

*1 février*. L'enfant est atteinte de diarrhée verte. Le muguet a un peu disparu. Poids = 2.620 (aug. 32 gr.).

*4 février*. La diarrhée persiste. Poids = 2.610 (dimin. de 3 gr.).

*8 février*. L'enfant n'a plus de diarrhée. Etat général bon. Poids = 2,890 (aug. de 93).

*11 février*. Même état et augmentation de 4 gr. 5. (Poids = 3.015). On retire l'enfant de la couveuse.

*15 février*. Même état. Le muguet a disparu ; l'enfant tète de mieux en mieux. Bon état général. Augmenté de 36 gr. 25. (Poids = 3.160).

*18 février*. Poids = 3.170 (+ 3).

*22 février*. Poids 3.190 (+ 5).

*25 février*. Poids = 3.200 (+ 3). L'enfant est très améliorée. Les têtées sont bonnes ; le corps est normal ; le sommeil bon et les digestions s'effectuent normalement.

## DÉBILITÉ CONGÉNITALE.

Nous voyons figurer un nombre assez important de décès sous cette rubrique, dans les statistiques obituaires de Tananarive.

Il serait assez difficile de préciser la cause d'où relève la *débilité congénitale*. — Dans la grande majorité des cas, elle est la conséquence des tares pathologiques des parents, de l'alcoolisme, de la syphilis, de la tuberculose, peut-être des intoxications antérieures par les maladies infectieuses ; enfin du surmenage des mères pendant la grossesse ; souvent aussi, diagnostic peu précis.

On peut donc diminuer les méfaits de cette maladie.

*Statistique.* — Prise sur la population urbaine de la France, la débilité congénitale a causé 52.332 décès, soit 8.772 par an Avec des soins appropriés, le professeur Budin [1] a fait descendre la mortalité des débiles de 13 à 2 %, à la clinique Tarnier. [1]

Si ces soins intelligents, si cette surveillance avaient été appliqués partout, on aurait pu réduire à 5 ou 6000 la mortalité énorme ci-dessus énoncée de 52.332, et économiser ainsi 44.000 vies d'enfants.

Sur 1008 décès de 0 à 1 an, Paris en enregistre 182.98 pour *débilité congénitale.*

Dans les 11 premières villes de France : 147 décès pour 1000 de 0 à 1 an sont au-dessus de la moyenne : Tourcoing 243 ; Brest, 280 ; Lorient, 364 ; Perpignan, 190 ; Angoulème, 318 ; Montpellier, 288 ; Clermont Ferrand, 295 ; Pau, 251.

## RACHITISME

Nous ne terminerons pas ce paragraphe sans dire un mot du *Rachitisme*, assez fréquent à Madagascar. Dans sa communication au XII me Congrès international de Moscou (7-14, 19-26 août 1897), sur la *Distribution géographique du Rachitisme*, M. le professeur Baumel insista sur cette conclusion, qu'il avait déjà émise en 1891, que la cause prépondérante du rachitisme est l'alimentation vicieuse [2]. La pra-

---

[1] Cité par Balestre, *loc. cit.*

[2] Sur 692 enfants observés par Ausset (de Lille) :

156 *élevés au biberon* ont donné 146 rachitiques, 10 seulement étaient indemnes.

59 soumis à *l'allaitement mixte* ont donné 34 rachitiques, 15 seulement étaient indemnes.

177 *élevés au sein* ont donné 19 rachitiques seulement, 158 étaient indemnes. (*Société de Pédiatrie de Paris*, séance du 15 avril 1902).

tique de l'allaitement mixte et artificiel, du sevrage précoce
et brusque contribue surtout à favoriser le rachitisme qui,
d'après ses recherches, serait rare ou inconnu dans les pays
tropicaux. La vie en plein air, la température élevée, seraient
susceptibles d'atténuer, dans une certaine mesure, les
fâcheux effets d'une alimentation vicieuse.

Je ne puis parler que de la ville que j'habite, Tananarive.
Or, si j'y ai vu des cas assez nombreux de rachitisme, cela
n'est pas en contradiction avec les remarques de M. le professeur Baumel. En effet, bien que la grande terre de Madagascar se trouve, en une de ses extrémités, sous la zone tropicale, le plateau central de l'Imerina, où notre capitale est
située, échappe à l'influence de la chaleur, bienfaisante pour
le rachitisme ; nous savons, en effet, que la température
moyenne y est de 16 à 17°, et que jamais le thermomètre
ne dépasse 26 à 27 pendant l'hivernage, saison la plus
chaude, de décembre à avril.

Nous n'accuserons pas la syphilis héréditaire d'être la
cause des cas de rachitisme observés à Madagascar, comme
nous autoriserait à le supposer la théorie de Parrot. Mais on
a déjà fait remarquer, avec raison, que cette théorie est
infirmée par de multiples arguments : rachitiques contrac-
tant la syphilis, impuissance du traitement antisyphilitique
sur les lésions rachitiques, absence du rachitisme dans des
pays que la syphilis ravage, mais où l'allaitement maternel
est la règle ; existence du rachitisme chez les animaux
réfractaires à la vérole.

Tenons-nous en à la théorie de l'*auto intoxication*; Comby
et Marfan ont fort clairement démontré que, résultant de
la surcharge alimentaire, l'auto-intoxication exerce une
action décalcifiante sur le tissu osseux, au même titre que
l'acide lactique ingéré à haute dose (Baginski et Heitzmann,
le phosphore (Kassowitz.

L'abondance des résidus provenant d'une digestion impar-
faite conduit à la dilatation de l'estomac et à la stagnation
gastrique et intestinale; d'où le gros ventre, le tympanisme,
les fermentations acides. « Le squelette en voie de crois-
sance, dit Comby, ne trouve pas, sous la forme qui lui convient, les éléments de réparation et d'entretien qu'il
demande ; les sels calcaires se fixent en quantité insuffisante, la désassimilation l'emporte sur l'assimilation (phos-
phatine), et le rachitisme apparaît ».

### IV. — Paludisme (60 décès).

Quand on parle de Madagascar et de ses maladies, on
pense généralement d'abord au *paludisme*, dans ses formes
les plus graves.

Il est certain qu'en de nombreux points des côtes et dans
quelques vallées de l'intérieur, le paludisme sévit avec une
extrême intensité. Mais dans la plus grande partie du pays,
et surtout sur le plateau central, un colon adulte, sobre et
rangé, n'a rien à craindre pour sa vie. Le mois dernier, est
mort dans l'île un colon qui y habitait depuis quarante ans ;
de nombreux missionnaires, des prêtres, des religieuses, toujours bien portants, y sont depuis un aussi grand nombre
d'années.

Le *paludisme* domine la pathologie de l'île, qu'on le considère seul ou associé à d'autres maladies auxquelles il
imprime son cachet. On n'attend pas de nous que nous par-
lions longuement ici du *paludisme* : l'un de nos compatriotes
se chargera bientôt de cette tâche devant cette Faculté.

Sur les 7.280 malades traités en 1897 dans les diverses
formations sanitaires de Madagascar, 3.648 (la moitié) ont
été admis pour les diverses formes du paludisme[1]. Ce n'est

[1] Ces chiffres officiels sont extraits du *Guide de l'Immigrant à Madagascar*, déjà
cité.

pas toujours l'accès classique avec ses trois stades que l'on constate. Souvent des personnes s'impaludent, s'anémient et se cachectisent, même sans avoir éprouvé d'autres symptômes que des malaises auxquels elles n'attachaient pas suffisamment d'importance.

Chez les nouveaux débarqués qui habitent le littoral, il n'est pas rare d'observer la forme continue, souvent très grave.

Parfois, le paludisme ne se montre que sous forme de névralgies diverses, d'oppression, de courbature générale, de douleurs articulaires, de baillements répétés, de diarrhée, etc., manifestations qui peuvent tromper le médecin peu au courant de la pathologie de Madagascar; la quinine seule guérit ces diverses manifestations.

La *zone dangereuse du paludisme*, à Madagascar, occupe le littoral et une région qui s'étend depuis le bord de la mer jusqu'aux chaines de montagnes qui limitent le plateau central. On le trouve aussi dans les provinces centrales de l'Imérina et du Betsiléo, mais moins grave et beaucoup moins fréquent. Il y a vingt ans, il était inconnu à Tananarive; les mois les plus chargés sont ceux de janvier, février et mars.

La zone des forêts est très fiévreuse; telle la vallée de Beforona, celle de l'Angavo; cependant elle est à une altitude de 1.000 mètres, mais constituée en cuvette au milieu des montagnes. Ne sait-on pas, d'ailleurs, qu'en Algérie le paludisme existe à toutes les altitudes, aussi bien dans la vallée profonde de l'Oued-Rummel, au pied de Constantine, qu'au sommet des collines qui dominent cette ville, et que dans les forêts élevées où les troupes qui vont, chaque été, camper pour prévenir les incendies, s'impaludent en quelques semaines [1].

---

[1] *Les fièvres intermittentes et pernicieuses à Biskra et à Constantine*; A. Constan. Mémoire honoré d'une médaille d'or (épidémies), par l'Académie de médecine (1884).

Le Boeni, si humide et si marécageux, est peut-être la région la plus malsaine de Madagascar ; la majorité des Européens y font leur premier accès dans les trois premiers mois de séjour (*Docteur Lacaze*).

A Diégo-Suarez, Sainte-Marie de Madagascar, Nossi-Bé, le paludisme constitue la maladie dominante, mais sa sévérité diminue, au rapport des médecins des colonies. On y observe surtout la forme intermittente en mars, avril, mai ; la forme continue en janvier, février, mars, avril ; ces deux derniers mois étant les plus insalubres.

Trois médecins civils connaissant bien Madagascar pour l'avoir longtemps habité ont décrit la climatologie, les maladies et l'hygiène de ce pays. Ce sont MM. les docteurs Jaillet, Villette, Lacaze[1].

*Côte orientale.* — En 1894, le docteur Jaillet attribuait au paludisme les trois quarts des maladies qu'il observait sur la *côte orientale* : les formes quotidiennes et tierces ne sont pas très rares, mais la fièvre peut revêtir les formes les plus diverses ; la forme bilieuse est la plus fréquente ; la quinine, même à dose moyenne, en a facilement raison.

*Plateau central.* — Le docteur Villette a constaté, de son côté, que sur le *plateau central* la fièvre intermittente à forme larvée est la maladie de beaucoup la plus fréquente ; les accès sont généralement bénins, du moins à Tananarive et aux environs. La maladie est déjà plus grave à Itasy dans l'ouest, à Ankeramadinika sur la lisière de la forêt dans le sud de Tsinjoarivo et dans le pays de Vonizongo dans le nord. Dans cette dernière région, les indigènes ont presque tous une grosse rate, d'où le nom de *Békibo*, qui leur est donné.

[1] Notes sur la climatologie, les maladies et sur l'hygiène à Madagascar. *Annuaire de Madagascar*, pour 1894. (Tananarive, in-18°, p. 127-155).

*Côte occidentale.* — Enfin, sur la *côte occidentale*, la fièvre intermittente est encore plus répandue, puisque le docteur Lacaze estimait de 80 à 90 % la part qui lui revient dans la production des maladies. Là encore, elle se présente sous des aspects divers : fièvres quotidiennes, atypiques, pernicieuses, fièvre rémittente bilieuse, névralgie palustre, paludisme chronique.

Tel était l'état sanitaire avant la campagne de 1895.

M. le professeur Blanchard résume la situation en disant que la région côtière est trop insalubre, particulièrement la côte occidentale, tandis que le plateau central, sans être entièrement indemne de paludisme, présente à l'Européen des conditions d'habitabilité qui ne sont réellement pas inférieures à celles d'un grand nombre de localités françaises[1].

Avec des précautions et des soins intelligents, l'Européen peut y éviter la fièvre ou en atténuer beaucoup la gravité. Il ne doit jamais sortir de sept heures du matin à cinq heures du soir, exposé aux rayons du soleil, sans casque.

Il ne faudrait pas juger de la sévérité du paludisme à Madagascar d'après la morbidité et la mortalité exceptionnelles de la colonne expéditionnaire qui fit sur Tananarive le raid si brillant que l'on connaît. On sait que du 200ᵐᵉ régiment d'infanterie, à l'effectif de 1.000 hommes, 40 seulement parvinrent à Tananarive, parmi ceux qui constituaient l'effectif au départ. Le corps expéditionnaire, sur un effectif de 14.850 hommes, enregistra 4.498 décès, soit 32 % ; on peut même affirmer près de 6.000, si l'on y ajoute les hommes décédés en cours de retour, ou en France, après leur débarquement.

Sur 100 décès, les blessures n'en revendiquent que 0.75, mais le paludisme en réclame 72 à son actif.

[1] *Le Paludisme à Madagascar.* — Docteur Raphaël Blanchard, professeur à la Faculté de médecine, membre de l'Académie de médecine.

(In *Revue de Madagascar*, 10 avril 1901).

« En choisissant la voie de Majunga pour atteindre Tananarive, c'était prendre la route la plus longue et condamner les
troupes à séjourner dans la région la plus insalubre de l'île.
Un tel désastre eût été facilement évité, si l'on avait voulu
tenir compte en haut lieu des renseignements fournis par
les médecins connaissant la région, et si l'on avait choisi
comme lieu de concentration et de débarquement le port de
Tamatave, qui est situé sur la Côte Orientale.

Celle-ci est beaucoup plus salubre et présente, en outre,
le très grand avantage d'être à proximité des montagnes,
dans lesquelles le paludisme est beaucoup plus rare et revêt
des formes bénignes » (Blanchard, *loc. cit.*).

Rappelons enfin qu'en campagne les conditions hygiéniques sont toujours défectueuses, et que les fatigues rendent
beaucoup plus vulnérables les troupes combattantes. Nous
n'en voulons pour preuve que le chiffre presque nul de la
morbidité et de la mortalité des officiers et des sous-officiers
qui ont plus de bien être, et qui souffrent moins en colonne,
les uns étant à cheval, les autres exemptés, par leur grade,
de corvées fatigantes, ou débarrassés de leur sac. C'est pourquoi les régiments perdirent d'autant plus d'hommes que
ceux-ci étaient plus soumis aux travaux de terrassements des
routes. C'est ainsi que des détachements du génie et de l'artillerie perdirent la moitié, les deux tiers de leurs effectifs,
tandis que le train, les tirailleurs algériens, l'infanterie de
marine, n'en virent disparaître que le tiers.

Le 1er bataillon du régiment d'Algérie (formé par les 2
régiments étrangers) partit d'Oran le 6 avril 1895, à
l'effectif de 838 hommes, officiers compris. Malgré un ren-
fort de 147 hommes pendant la campagne, *il était réduit
au chiffre de 339 hommes*, officiers compris, le 31 décembre
1895, jour du licenciement du bataillon à Oran.

Ce bataillon a donc subi un déchet total de 646 hommes

pendant 9 mois de campagne, dont 321 sont morts. La mortalité a été de :

| | | |
|---|---|---|
| Officiers . . . . . . . . . . | 1, soit 4,5 p. | 100 |
| Sous-officiers . . . . . . | 2, soit 4,3 p. | 100 |
| Caporaux et soldats . . | 318, soit 38,1 p. | 100 |

Le *paludisme* revendique les 4/5 des décès, la dysenterie le dernier cinquième. Il y eut 3 tués au feu de l'ennemi, 24 disparus et *quatorze* suicides ! L'infection palustre se manifesta 14 jours après le débarquement du bataillon ; le lendemain de chaque reconnaissance, une centaine de fébricitants se présentaient à la visite.

LES MOUSTIQUES. — Depuis les travaux de Laveran, de R. Blanchard, de Patrick Manson, Ross et B. Grassi, on sait que ce sont les moustiques *anophèles* qui propagent le paludisme. Un anophèle femelle sain (les mâles ne peuvent pas piquer), pique un paludique ; il absorbe une certaine quantité de sang contenant des hématozoaires du paludisme ; ceux-ci arrivent dans l'estomac du moustique, les éléments mâles y fécondent les éléments femelles. Le produit de la fécondation (ou *zygote*) traverse la muqueuse de l'estomac et s'enkyste dans la couche musculeuse. Le kyste se rompt et met en liberté les *sporozoïtes*, qui se répandent dans l'organisme du moustique et se réunissent dans ses glandes salivaires. Quand l'anophèle pique un homme, il lui injecte, en même temps que son venin, une quantité considérable de sporozoïtes. Chaque sporozoïte envahit une hématie et évolue en se multipliant par voie asexuée. On a alors le *corps en rosace* de Laveran ; puis, chaque segment est mis en liberté, et envahit à nouveau un globule sanguin.

*Prophylaxie.* — Si l'on introduit à Madagascar à l'égard des anophèles la prophylaxie adoptée depuis peu à Sierra-Leone,

7

il y a lieu d'espérer que mon pays perdra quelque peu sa réputation d'insalubrité. Il s'agit de poursuivre sans relâche la destruction des moustiques, et surtout de leurs larves, qu'ils vont déposer dans toutes les mares d'eau stagnante, pour en avoir raison. Le pétrole, répandu en quantité modérée à la surface de ces eaux, suffit. Laveran a, du reste, indiqué à l'Académie de médecine tous les procédés recommandables ; pour ne pas allonger ce travail, nous renvoyons le lecteur aux *Comptes rendus de l'Académie de médecine* (1901).

Voici que le gouvernement de New-Jersey (Amérique) vient de voter une somme de 50.000 francs pour organiser une lutte réglée contre les *Anophèles* propagateurs du paludisme.

D'autre part, la Croix-Rouge italienne, grâce à une libéralité de 45.000 francs, a pu entretenir de juillet à novembre 1901, six ambulances pour faire une campagne antimalarique dans l'*Ager Romanus*.

On constata les bons effets produits par les moyens mécaniques de protection contre les moustiques. Tout le personnel ambulancier resta indemne. La caserne des carabiniers royaux de Storta Formello fut pourvue de toiles métalliques, et, à partir de ce moment, les hommes qui l'occupaient ne présentèrent aucun cas de malaria. Rapport du médecin inspecteur Postempski, *in Caducée*, 19 avril 1902).

## § V. — **Fièvres éruptives**

Nous ne parlerons pas des *fièvres éruptives* citées dans la statistique de la mortalité de Madagascar, parce qu'elles n'ont rien de particulier à la pathologie de mon pays.

La *variole*, autrefois, faisait de grands ravages, importée par les navires, surtout par la côte de Mozambique ; mais la vaccination, aujourd'hui acceptée par tous, et la création de l'Institut Pasteur, diminuent dans de grandes proportions les méfaits de la variole.

Quant aux *complications puerpérales*, l'hygiène seule en viendra à bout, et la création de la maternité Villette, l'admission des femmes enceintes dans les hôpitaux indigènes récemment organisés réduiront considérablement, il faut l'espérer, la mortalité puerpérale.

# CHAPITRE III

## Mortalité comparée et Puériculture

---

### § I. — Mortalité comparée

« En France, on ne naît pas assez, et on meurt trop. »

Ce n'est pas seulement à Madagascar, nous l'avons vu, que les enfants meurent en grand nombre au premier âge ; j'en donnerai les preuves bientôt.

Si la mortalité Européenne infantile est considérable, c'est en France qu'elle est la plus forte, et c'est pourquoi, si dans l'espace de cinquante ans la population française a augmenté de 3.400.000 habitants, cette augmentation a atteint 62.000.000 pour la Russie, et 20.000.000 pour l'Allemagne. En 1898 par exemple, il y a eu :

En France, 31.394 naissances de plus que de décès.

En Allemagne, 795.107 »

En Angleterre [1] 422.156. »

En Italie, 385.165. »

En se référant aux résultats bruts du dernier recensement quinquennal, publiés à l'*Officiel*, voici ce que l'on constate :

Durant cette dernière période, la population de la France a subi un accroissement de 444.000 âmes, en chiffres ronds.

---

[1] Des renseignements récents montrent cependant que la *Natalité* baisse actuellement en Angleterre.

C'est évidemment une augmentation sur les périodes antérieures, mais cet accroissement est d'une telle insuffisance relative, qu'il constitue une infériorité énorme, et qu'il est permis de le considérer comme un véritable et fatal mouvement de dépopulation (*La Correspondance médicale*, février 1902).

L'augmentation, en effet, est dix fois plus grande en Allemagne.

De l'enquête comparative faite par M. Bertillon, il résulte que de 1891 à 1901 :

La population de l'Allemagne s'est accrue de 6.917.014 hab.

Celle de l'Autriche-Hongrie de 3.956.305 hab.

Celle des Iles Britanniques de 4.721.430 hab.

Celle de la France de 619.650 hab.

Ce qui veut dire que, pendant qu'en Allemagne l'augmentation a été de 149 par 1000 habitants, en Autriche-Hongrie elle a été de 96, dans les Iles Britanniques de 100, et en France elle n'a été que de 10 par 1000 hab.

Et, comme le faisait remarquer récemment le Dʳ Cazalis[1], «une nécessité s'impose en présence de ce chiffre : augmenter la *natalité*, et si cela devient impossible, par suite de circonstances de vie et de régime social, il faut s'attacher au moins, à diminuer la mortalité des enfants.

Les moyens indiqués sont nombreux ; le plus simple de tous est de vulgariser les conseils donnés aux mères pour la protection des nouveau-nés. » Cette publicité d'articles, accompagnés de gravures et de récits propres à frapper l'imagination des indigènes, a été déjà inaugurée à Madagascar par le général Galliéni.

Elle a pour organe le journal en langue malgache, le *Vaovao* ; les articles sont ensuite édités en petites brochures

[1] *In Revue des Deux-Mondes* (2ᵉ semestre 1901).

tirées à un grand nombre d'exemplaires, et répandues dans les villes et les campagnes.

Les fonctionnaires et les médecins indigènes sont chargés d'assurer la diffusion de ces brochures, de les expliquer et commenter dans des *Kabarys*[1] qu'ils font chaque dimanche aux populations. Ainsi ont paru : *L'hygiène des femmes enceintes. — Les soins à donner aux enfants (hygiène, nourriture, éducation). — La vaccine et la variole. — Les conséquences de l'Alcoolisme. — Les ravages de la syphilis. — Précautions à prendre contre les chiques. — Instructions pour arrêter le développement de la tuberculose,* etc.

Enfin, des cours d'hygiène pratique sont faits à Tananarive aux élèves de l'école normale et de l'école professionnelle, destinés plus tard à se répandre dans toutes les provinces comme fonctionnaires ou ouvriers d'art ; ces jeunes gens seront à leur tour des éducateurs auprès des populations rurales, et contribueront, pour leur part, aux progrès de l'hygiène, et à l'amélioration de l'indigène, comme individu et comme espèce.

### 1°. MORTALITÉ DE LA PREMIÈRE ENFANCE A PARIS

La population de Paris est de 2.511.629 habitants (recensement de 1896).

De 1892 à 1897, il s'est produit à Paris 303.206 décès de tout âge. Ce chiffre comprend 44.069 décès de 0 à 1 an (soit pour 1.000 décès 145,31). On a affirmé que beaucoup d'enfants nés à Paris étaient élevés et mouraient dans les départements voisins. M. Balestre n'a eu aucun moyen de contrôler cette assertion[2].

Sur ces 44.069 décès, 16.760 ont été produits par

[1] Discours sur la place publique.

[2] Balestre, (*loc. citat.*).

*diarrhée* et *gastro-entérite*. De sorte que, sur 1.000 décès de tout âge, 55,27 sont produits de 0 à 1 an par *diarrhée*, et sur 1.000 décès d'enfants, 380,30 relèvent de la même cause.

Dans cette même période, il y a eu de 0 à 1 an 7.604 décès par *maladies des voies respiratoires*; 8.064 décès par *maladies contagieuses* (fièvre typhoïde, typhus, variole, rougeole, scarlatine, coqueluche et diphtérie); ce sont les rubriques officielles; 1.510 décès par *maladies tuberculeuses*; 206 décès par *cause inconnue*, et 7.362 par les autres causes.

Ces chiffres donnent les proportions suivantes :

Sur 1.000 décès généraux, il y a de 0 à 1 an :

55,27 décès par gastro-entérite.

| | | |
|---|---|---|
| 25,08 | — | maladies des voies respiratoires |
| 26,59 | — | débilité congénitale |
| 8,45 | — | maladies contagieuses. |
| 4,98 | — | maladies tuberculeuses. |
| 0,80 | — | cause inconnue |
| 24,15 | — | autres causes. |

Et sur 1.000 décès d'enfants de 0 à 1 an, nous avons :

380,20 décès par diarrhée et gastro-entérite

| | | |
|---|---|---|
| 172,54 | — | maladies des voies respiratoires. |
| 182,98 | — | débilité congénitale. |
| 58,17 | — | maladies contagieuses. |
| 34,27 | — | maladies tuberculeuses. |
| 4,67 | — | cause inconnue. |
| 167,05 | — | autres causes. |

2°. MORTALITÉ DE 0 A 1 AN DANS LES 47 VILLES DE FRANCE DONT LA POPULATION EST COMPRISE ENTRE 30.000 ET 100.000 HABITANTS.

Ce groupe comprend 2.421.820 habitants. De 1892 à 1897, il a fourni 334.032 décès de tout âge, comprenant

55.869 décès de 0 à 1 an, ce qui donne pour 1.000 décès généraux, 167,25 décès de 0 à 1 an.

Sur ces 55.869 décès de 0 à 1 an :

19,558 ont été produits par diarrhée et gastro-entérite.

| | | |
|---|---|---|
| 7,492 | — | maladies des voies respiratoires. |
| 10,410 | — | débilité congénitale. |
| 2,580 | — | maladies contagieuses. |
| 1,219 | — | maladies tuberculeuses. |
| 3,724 | — | causes inconnues. |
| 10,886 | — | autres causes. |

De sorte que, pour 1.000 décès de 0 à 1 an, il s'est produit :

| | | |
|---|---|---|
| 350,06 | décès par | diarrhée et gastro-entérite |
| 134,10 | — | maladies des voies respiratoires. |
| 186,32 | — | débilité congénitale. |
| 46,18 | — | maladies contagieuses. |
| 21,82 | — | maladies tuberculeuses. |
| 66,65 | — | causes inconnues. |
| 194,84 | — | autres causes. |

## TABLEAU I

*Détails sur la mortalité de la première enfance dans 26 villes de France, dont la population est comprise entre 30.000 et 100 000 habitants (de 1892 à 1897)* [1].

Les chiffres donnés sont la moyenne de six années étudiées.

| VILLES | Population | Décès de tout âge | Ile 0 à 1 an | DÉCÈS PAR | | | | | | |
|---|---|---|---|---|---|---|---|---|---|---|
| | | | | Maladies contagieuses | Tuberculose | Maladies des voies respiratoires | Diarrhée | Débilité congénitale | Causes inconnues | Autres causes |
| Amiens........ | 88.384 | 1.899 | 377 | 6 | 6 | 53 | 207 | 37 | » | 68 |
| Angoulême.. ... | 37.902 | 711 | 85 | 6 | 1 | 9 | 8 | 27 | 8 | 25 |
| Avignon........ | 41.588 | 1.086 | 132 | 3 | 2 | 20 | 70 | 14 | » | 22 |
| Besançon..... | 58.010 | 1.264 | 187 | 6 | 2 | 27 | 59 | 56 | 1 | 32 |
| Béziers.... .... | 47.821 | 1.173 | 182 | 7 | 1 | 58 | 17 | 64 | » | 36 |
| Boulogne-s Seine | 37.088 | 931 | 168 | 11 | 3 | 33 | 95 | 15 | 3 | 12 |
| Bourges........ | 43.668 | 764 | 86 | 2 | 5 | 4 | 23 | 21 | 14 | 15 |
| Brest . ..... ... | 72.424 | 2.104 | 387 | 15 | 8 | 47 | 99 | 103 | 34 | 75 |
| Cette..... ...... | 32.453 | 860 | 128 | 5 | » | 11 | 3 | 70 | » | 25 |
| Cherbourg...... | 40.965 | 1.021 | 149 | 9 | 1 | 13 | 58 | 30 | » | 38 |
| Clermont-Ferrand | 50.152 | 1.046 | 117 | 3 | 1 | 11 | 10 | 34 | » | 96 |
| Creusot........ | 31.757 | 525 | 94 | 4 | 2 | 27 | 31 | 13 | 1 | 16 |
| Douai . ........ | 31.911 | 587 | 100 | 9 | 21 | 13 | 26 | 15 | » | 15 |
| Dunkerque...... | 40.296 | 968 | 331 | 36 | 6 | 56 | 146 | 26 | » | 60 |
| Grenoble ...... | 63.805 | 1.308 | 207 | 8 | 2 | 30 | 87 | 32 | 15 | 28 |
| Limoges....... | 77.716 | 1.782 | 257 | 22 | » | 51 | 53 | 64 | » | 68 |
| Lorient........ | 41.321 | 1.023 | 161 | 12 | 2 | 12 | 13 | 57 | » | 66 |
| Montauban ..... | 29.597 | 726 | 95 | » | 2 | 9 | 41 | 5 | 28 | 8 |
| Montpellier..... | 73.659 | 1.894 | 213 | 11 | 4 | 29 | 60 | 62 | 1 | 46 |
| Nancy......... | 96.148 | 2.110 | 388 | 19 | 22 | 56 | 189 | 39 | 13 | 51 |
| Neuilly sur-Seine | 32.012 | 584 | 51 | 1 | » | 11 | 16 | 19 | » | 12 |
| Orléans........ | 66.225 | 1.444 | 206 | 6 | 6 | 27 | 80 | 40 | » | 45 |
| Pau........... | 33.031 | 682 | 63 | 1 | 1 | 11 | 23 | 16 | 1 | 9 |
| Périgueux...... | 31.086 | 672 | 94 | 8 | 1 | 25 | 33 | 19 | 2 | 16 |
| Perpignan ..... | 34.731 | 787 | 117 | 4 | 2 | 15 | 47 | 22 | 9 | 16 |
| Rennes........ | 69.015 | 1.821 | 235 | 7 | 3 | 33 | 135 | 23 | 1 | 31 |

[1] Ce tableau est emprunté au remarquable travail de Balestre ; pour diminuer son ampleur, nous ne citons que 26 villes parmi les 47 étudiées par Balestre.

Actuellement, les décès infantiles entre 1 et 5 ans atteignent à Madagascar le chiffre de 40 % de la mortalité générale. Cette énorme proportion tient à ce que les enfants malgaches sont mal soignés, insuffisamment vêtus et mis beaucoup trop tôt à une nourriture autre que le lait.

Aussi les administrateurs ont-ils l'ordre, au cours des visites qu'ils font dans les villages, de montrer aux habitants les dangers de leur incurie, en ce qui touche l'éducation de leurs enfants, et de faire procéder à des distributions de vêtements chauds, de modèle conforme à un type qui a été confectionné d'après les ordres du gouverneur, sur les indications du service de santé colonial.

Pour encourager tout le monde à coopérer à la bonne hygiène des enfants, des récompenses sont données aux pères et aux mères qui soignent le mieux leurs enfants ; de plus, les médecins indigènes de colonisation sont prévenus que l'avancement sera donné, avant tout, à ceux qui justifieront, dans leur ressort médical, de la moindre mortalité infantile, jointe à la plus grande natalité.

## § II — Puériculture

Ce chapitre est réservé à la Puériculture, véritable *prophylaxie*, qui consiste à atténuer les maladies trop sévères de la première enfance, cause principale, aujourd'hui, de la dépopulation de Madagascar.

En effet, les hécatombes dues au Tanghin ne sont plus qu'un lamentable souvenir ; le fahavalisme agonise dans l'Extrème-Sud de l'île, toujours révolté jadis, contre l'hégémonie Houve. Enfin, grâce aux grands et admirables travaux de route décrétés par M. le Gouverneur général et si rapidement exécutés par les officiers du génie et de l'artillerie, la circulation va se faire presque de tous côtés par tous les moyens usités en Europe. Les filanjanes disparaissent peu à peu, et avec eux les bourjanes, braves bêtes de somme que ce travail usait vite.

Je ne veux pas parler de cette corporation qui s'en va, si sympathique aux Européens comme aux indigènes, sans louer encore la probité professionnelle qu'elle a toujours gardée intacte, sans saluer ces vaillants, ces gais compagnons de route que l'on n'entendra bientôt plus, porteurs ou piroguiers, chanter leur populaire refrain de marche :

> É! É Ranou, ranou anala, madiou manguamangue !..
> « *Hé! l'eau, l'eau qui coule bleue et limpide !... »*.

Nous allons maintenant faire connaître les mesures prises par le général Galliéni pour sauver le plus de vies humaines, surtout de vies d'enfants en bas-âge. Puis, nous indiquerons celles qui pourraient être adoptées peu à peu, résumant les vœux des derniers Congrès de Pédiatrie.

## I. — MESURES PRISES PAR M. LE GOUVERNEUR GÉNÉRAL

### ORGANISATION PROGRESSIVE DE L'ASSISTANCE MÉDICALE INDIGÈNE

L'assistance médicale, avant l'occupation de Madagascar par les Français, n'existait qu'à Tananarive ; les missions françaises, anglaises, norvégiennes avaient organisé des hôpitaux et des maisons de secours où, contre une faible rétribution, les soins et les médicaments étaient distribués aux indigènes. Les praticiens indigènes formés par les missionnaires se décidaient rarement à quitter Tananarive, et les campagnes restaient ainsi complètement dépourvues de soins et de médicaments. Aussi, dès que l'occupation française fut réalisée, l'organisation progressive de l'assistance médicale indigène comporta-t-elle les mesures et créations successives ci-après :

Par décision du 16 février 1897, tous les médecins du corps d'occupation devaient donner gratuitement leurs soins, ainsi que les médicaments nécessaires à tous les indigènes qui se présenteraient à leurs consultations.

Les indigènes sont venus, depuis lors, réclamer avec empressement les soins et l'assistance des médecins Européens.

### ÉCOLE DE MÉDECINE ET HÔPITAL INDIGÈNE DE TANANARIVE

Le 11 décembre 1896, fut fondée une institution précieuse, qui devait servir de base au fonctionnement définitif de l'Assistance médicale indigène : un enseignement officiel de la médecine fut créé à Tananarive, dans le but de former des médecins malgaches pourvus, après examens, de diplômes réguliers. Quelques jours après, fut inauguré l'hôpital indigène servant de clinique à l'école où sont formés les jeunes praticiens malgaches. Cette école est dirigée par un médecin des colonies sous le contrôle du Directeur du Service de Santé. Sept professeurs y donnent l'enseignement : cinq médecins ou pharmaciens du corps de Santé colonial et deux docteurs civils, un Européen et un Malgache, M. Rasamimanana, ancien élève des facultés de Montpellier et de Lyon, et de l'école du Val-de-Grâce. On sait, par les noms de YERSIN, CALMETTE, SIMOND, MARCHOUX, combien sont distingués ces jeunes confrères qui s'en vont, par le monde tropical, exposer chaque jour leur vie à la recherche d'un nouveau sérum curateur des pandémies redoutables ou des venins mortels.

La durée des études est de cinq années ; le programme répond à peu près à celui des écoles de plein exercice. L'école a formé déjà 104 étudiants [1]. A la suite des derniers concours de fin d'année, quatre élèves ont été jugés suffisamment instruits pour être envoyés en France en vue de compléter et parfaire leur instruction à la Faculté de Médecine de Montpellier. Ce sont les quatre jeunes compatriotes que je laisse à la Faculté après moi.

L'hôpital indigène de Tananarive, situé avec l'école dans la ville haute, a sans cesse augmenté d'importance ; on y reçoit gratuitement les malades dont les moyens d'existence sont insuffisants ; (moyenne journalière de 125, en 1900). Le gouverneur général a prescrit la construction de nouveaux pavillons et de nouvelles dépendances. Un service de consultations gratuites quotidien est annexé à l'hôpital, les médicaments à titre gratuit y sont distribués séance tenante. La moyenne générale quotidienne des consultations varie de 100 à 150. Un service de vaccine marche parallèlement aux consultations les jours du marché hebdomadaire du *Zoma*.

Enfin, des postes de pansement ont été établis aux grands marchés du vendredi pour le traitement des plaies aux pieds provenant des *chiques*, et sur les routes d'Etapes les plus fréquentées.

### Instructions relatives aux Mesures a prendre pour favoriser l'Accroissement de la Population en Imérina

Ces instructions, datant du 15 juin 1898, visaient des mesures de plusieurs sortes :

1° *Légales*. — Régularisation des mariages : règlementation sévère des répudiations.

---

[1] Les étudiants y sont admis à la suite d'un concours.

2° *Fiscales.* — Exemptions d'impôts aux pères de cinq enfants, et de service militaire à tous les pères de famille ; *impôt sur les célibataires ne pourvoyant pas à l'existence d'un enfant.*

3° *Politiques.* — Institution d'une fête annuelle des enfants, et dons aux mères des familles les plus nombreuses.

C'est le premier dimanche d'avril qu'est célébrée cette fête, le *fankalazara ny maro fara,* à l'époque où les magasins sont encore pleins de riz, où les travaux des champs sont moins actifs, et où la belle saison bat son plein. C'est une véritable solennité, avec des jeux, concours, défilés d'enfants revêtus d'habits neufs et comblés de jouets, distribution d'étoffes, de secours en argent. Pendant toute la journée, les pères et mères des familles les plus nombreuses sont aux places d'honneur. Des prix, des témoignages de satisfaction, leur sont délivrés, ainsi qu'aux parents des enfants les mieux soignés, et des brevets d'honneur sont remis aux chefs des familles les plus nombreuses, en considération du mérite qu'ils ont eu à élever leurs enfants.

4° *Médicales.* — Création d'hôpitaux, de dispensaires et d'orphelinats dans toutes les provinces. De plus, le Gouverneur général recommandait de favoriser l'adoption des orphelins, des enfants abandonnés, des indigents. « Il suffira, dans ce but, d'assimiler l'enfant adopté à l'enfant engendré, et de faire entrer le fils adoptif dans le décompte des enfants dont le nombre assure aux parents les exemptions ou avantages prévus. » ....

» Le mépris actuel des précautions hygiéniques et médicales a pour conséquences la stérilité et la mortalité infantile. La stérilité est due aux maladies vénériennes. La mortalité infantile tient principalement aux maladies congénitales (syphilis)[1], à une hygiène vicieuse (nourriture prématurée, malpropreté, insuffisance de vêtements), aux maladies épidémiques (variole, rougeole, diphtérie, etc.), à l'insuffisance des soins médicaux...

» Des hospices seront élevés dans les principaux centres; ils seront entretenus par des souscriptions ou par des fonds prélevés sur les crédits spéciaux des cercles. De plus, des distributions de médicaments, vêtements, vivres, seront faites aux mères malades, aux enfants indigents et sans ressources... ».

Enfin, on prescrivit aux habitants d'assainir les villages par l'éloignement des immondices, par des plantations d'arbres; on leur conseilla la construction de maisons à étages, l'emploi de vêtements de flanelle et de drap contre le froid, etc.

## ARRÊTÉ DU 20 AVRIL 1899, ORGANISANT L'ASSISTANCE MÉDICALE INDIGÈNE

Chaque province fut divisée en circonscriptions médicales répondant autant que possible à des sous-gouvernements ; dans chacune de ces circonscriptions devaient fonctionner un hôpital ou un dispensaire dirigés par des médecins indigènes, et placés sous la surveillance technique de l'officier du corps de santé en service dans la province. Les médecins indigènes n'étant pas fonctionnaires, une subvention variable et fixée par le chef de la province leur était accordée ; en outre, les visites et les médicaments aux indigènes leur étaient remboursés d'après un tarif déterminé. Les journées de malades étaient payées par le *fokon'olona* (les habitants de la commune), sauf recours contre les intéressés.

[1] Syphilis répandue à raison de 60 à 75 % (*Journ. officiel de Madagascar*, du 23 juin 1898).

On commença par installer de véritables hospices rudimentaires où les indigènes recevaient du médecin militaire les soins et les médicaments nécessaires. Mais ces formations sanitaires furent bientôt remplacées par de véritables hôpitaux, parmi lesquels les premiers furent ceux de Fihaonana, d'Anjozorobe, de Miarinarivo ; depuis quatre ans, un grand nombre furent créés dans les diverses provinces de l'île. Dans les uns, les frais sont remboursés par les *fokon' olona* ; dans les autres, les intéressés remboursent les journées. Mais les *fokon'olona*, imposés proportionnellement aux charges des hôpitaux de leur ressort, n'ont jamais beaucoup engagé les indigènes à y avoir recours ; d'autre part, le prix des médicaments a écarté bien des indigènes ; enfin, les praticiens malgaches non fonctionnaires avaient peu de goût pour aller s'établir en dehors de Tananarive, où ils ont presque tous leurs familles, leurs intérêts, leur clientèle habituelle.

C'est pourquoi, faute de médecins, plusieurs provinces n'ont pas pu créer les hôpitaux projetés. Aussi le général Gallieni fut-il bientôt amené à créer un corps de médecins indigènes.

### Création d'un corps de Médecins indigènes

Ce corps fut institué le 15 octobre 1900. Les médecins de colonisation se recrutent au concours parmi les élèves diplômés de l'école de médecine de Tananarive ; ils sont assimilés aux sous-gouverneurs, dont ils portent la tenue, et forment 4 classes, dont la solde varie de 1.500 à 2.500 fr. Ils assurent le service des hôpitaux indigènes, celui des consultations et des visites aux indigènes, font des tournées de vaccine et vulgarisent les principes d'hygiène et de salubrité publiques.

## INSTITUT VACCINOGÈNE ET ANTIRABIQUE.

Chaque année, la variole faisait plusieurs milliers de victimes ; aussi, le gouverneur général décida-t-il, en 1898, la création d'un Institut Pasteur, chargé de produire le vaccin et d'en approvisionner régulièrement les différentes formations sanitaires européennes et indigènes  L'Institut fonctionne depuis le mois de septembre 1899 : le vaccin produit donne 85 p. 100 de succès, et chaque mois l'Institut fournit environ 2000 tubes pouvant suffire à vacciner 30.000 personnes. D'ici peu, la vaccination sera rendue obligatoire : on attend pour cela que le nombre des médecins indigènes soit suffisant.

En outre, l'Institut Pasteur est outillé pour traiter la rage par la méthode d'inoculation des virus atténués. Enfin, l'établissement possède aussi, depuis peu, un laboratoire pour la préparation des ferments et diastases utilisés par diverses industries, telles que distilleries, brasseries, etc.

## LÉPROSERIES.

Le nombre des lépreux est considérable à Madagascar, principalement en Imerina et dans le Betsiléo. On compte près de 1000 lépreux dans la province de Tananarive, sur une population de 374.443 habitants ; un chiffre à peu près égal échappe à l'observation.

Avant l'arrivée des troupes françaises, les seules léproseries existantes étaient des établissements privés et libres n'astreignant pas les lépreux à l'internement. En raison de l'extension de cette maladie depuis un demi-siècle, et, d'autre part, des résultats efficaces obtenus par la pratique de l'isolement, le Gouverneur général décida de les soustraire au contact prolongé avec la population saine.

Il existe actuellement une léproserie à Ambohidratrimo ; commencée en 1898, ouverte en 1900, elle compte aujourd'hui plus de 600 pensionnaires. Les lépreux forment un immense village disposé en terrasses, avec 25 pavillons de 12 à 15 lits chacun ; ils ont des rizières, des cultures de patates et de manioc, sur une étendue de 200 hectares. Un médecin indigène résident, un médecin militaire et cinq sœurs franciscaines assurent le service. L'internement est complet : les lépreux ne peuvent sortir que sur un certificat du médecin militaire inspecteur, quand leurs lésions sont depuis longtemps cicatrisées et qu'ils ne présentent plus aucun danger de contagion. La séparation des sexes n'est pas absolue : les familles de lépreux sont logées dans des cases spéciales, mais les enfants sont enlevés aux parents, dès l'âge de 2 ans, et placés dans un orphelinat annexé à l'établissement.

Une autre léproserie fonctionne à Manankavaly ; installée par les soins d'une mission anglaise, rachetée récemment par le service local, le service y est fait par des dames diaconesses dépendant de la mission protestante française de Madagascar, mais elle fonctionne comme la précédente.

A Antsirabe, existe une troisième léproserie, pour les lépreux de la province de Betafo : elle appartient à la mission protestante norvégienne ; la colonie la subventionne à raison de 40 fr par an, par lépreux hospitalisé.

Elle est dirigée par le chef de la mission et un médecin traitant norvégien, assistés de deux diaconesses ; le médecin militaire de Betafo est chargé de l'inspection et du contrôle technique.

Deux autres léproseries sont en construction, l'une à Miarinarivo, l'autre à Fianarantsoa.

En outre, les différentes missions religieuses possèdent des léproseries à leur charge : deux pour la mission catholique, à Ambohivaroka (120 malades) et à Fiaranantsoa (54 malades). Les lépreux ne peuvent plus, aujourd'hui, mendier sur les routes. La mission anglaise en possède une autre (54 malades) ; enfin quatre autres, d'importance secondaire, appartiennent aux différentes missions norvégiennes. Ces léproseries sont destinées aux adeptes des missions.

### Asiles pour Incurables. — Orphelinats.

Un hôpital pour incurables (aveugles, paralytiques, etc.) a été créé à Fenoarivo, non loin de la capitale ; il peut recevoir jusqu'à 300 incurables.

A côté des léproseries officielles sont installés des orphelinats pour recevoir les enfants des lépreux qui, après l'âge de deux ans, ne présentent aucun signe de maladie. Des instituteurs attachés à ces établissements donnent aux enfants une instruction pratique, permettant d'en faire plus tard de bons ouvriers. — Un orphelinat en construction recevra 200 orphelins ou enfants de parents indigents et reconnus sans ressources. Un instituteur et une institutrice seront attachés à ces établissements.

### Hôpital de Vénériens

En raison de la progression croissante des maladies vénériennes, un hôpital spécial a été créé à Ilaosy, à une heure de Tananarive. De plus, chaque matin a lieu une consultation gratuite des vénériens, avec distribution de médicaments. Un médecin indigène est résident, et un médecin militaire est chargé de l'inspection.

## Société d'Assistance des Enfants métis

On compte à Tananarive 179 enfants métis, dont 40 sans ressources. Une Société, fondée sur l'initiative du docteur Fontoynont, fonctionnant par cotisations de ses membres et dons divers, a pour but de secourir ces enfants, de leur assurer les soins médicaux, de leur faire donner une éducation professionnelle. Des sections de la Société sont en formation dans les grands centres de la colonie, sur la côte et à Fiaranantsoa.

Cette œuvre, essentiellement philanthropique, permettra aux petits métis (issus de parents européens et de femmes malgaches) de se créer des moyens d'existence, les empêchera de devenir des inutiles et des déclassés.

## Maternité du Dr Villette

En dehors des établissements officiels, mentionnons enfin la maternité installée par le docteur Villette ; elle a pour spécialité le traitement des femmes enceintes atteintes de syphilis ou d'affections blennorrhagiques, en vue d'éviter les avortements, les mort-nés et la contamination des enfants nés vivants. Le traitement par le mercure a donné à cet égard les meilleurs résultats.

Tels sont les principes d'hygiène et d'humanité qui ont amené le général Gallieni à créer à Madagascar, en quatre années, des établissements ou des institutions qu'envieraient à mon pays beaucoup de villes de France, et que ne possèderont jamais des pays d'Europe fiers de longs siècles de civilisation.

Encouragé par l'expérience heureuse faite dans les provinces de l'Imérina et du Betsiléo, M. le général Gallieni rappelait, le 27 septembre 1901, que jusqu'alors les instructions ci-dessus énumérées n'avaient pas pu être appliquées aux autres provinces, faute de budgets autonomes, et que l'assistance médicale se bornait, par suite, aux consultations faites par les dispensaires et les formations sanitaires.

Mais il exprimait, en même temps, la conviction qu'il était possible de compléter l'organisation actuelle et d'étendre à la plupart des autres provinces les mesures humanitaires déjà appliquées sur le plateau central, et il donnait des ordres en conséquence.

Les populations considérées comme les plus réfractaires se laissent, en effet, facilement traiter par les médecins, et acceptent avec reconnaissance ses soins et ses médicaments.

### Accroissement futur de la population.

L'excès actuel des naissances sur les décès à Madagascar est de 5 à 6 p. 1000, d'après les chiffres de la province de Tananarive, soit le double de ce qu'il est en France, et à peu près le même qu'en Suisse et en Prusse. Les résultats, dans ces conditions, seraient peu sensibles ; dans 50 ans, la population se serait accrue d'un tiers, et la situation économique n'aurait pas beaucoup changé, l'avenir de la population, avec un accroissement de 6 p. 1000, se traduisant ainsi qu'il suit [1] :

|  | AUJOURD'HUI | DANS 10 ANS | DANS 50 ANS |
|---|---|---|---|
| Province de Tananarive ...... | 374.143 | 397.228 | 504.719 |
| Emyrne .... ...... ...... | 849.247 | 904.646 | 1.161.634 |
| Betsiléo ................. | 316.736 | 336.279 | 427.277 |
| Madagascar ............... | 2.500.000 | 2.654.250 | 3.372.500 |

[1] In *Journal officiel de Madagascar*, 20 mars 1901, pag. 5539.

Au contraire, en supposant que la population s'affranchisse des maladies évitables, dont le chiffre, ramené à son minimum, représente encore la moitié de la mortalité générale, le chiffre d'accroissement se trouverait porté à 12 p. 1000, soit le même qu'en Russie ou en Angleterre, les plus prolifiques des nations européennes.

Dans ces conditions, la population augmenterait du quart en 10 ans, et doublerait en 50.

D'autre part, l'avenir de la population avec un accroissement de 12 p. 1000 se traduirait ainsi :

| | AUJOURD'HUI | DANS 10 ANS | DANS 50 ANS |
|---|---|---|---|
| Province de Tananarive . . . . . | 347.113 | 421.510 | 679.257 |
| Emyrne . . . . . . . . . . . . . . . . . | 849.247 | 956.562 | 1.541.008 |
| Betsiléo . . . . . . . . . . . . . . | 316.736 | 354.953 | 575.031 |
| Madagascar . . . . . . . . . . . | 2 500 000 | 2.816.500 | 4 538.750 |

« Ce résultat doit être obtenu d'autant plus facilement que, dans les calculs ci-dessus, il n'est tenu compte que d'un seul facteur : l'abaissement de la mortalité.

Un second facteur, l'augmentation de la natalité joue un rôle également important, et qui deviendra prépondérant lorsque la population sera remise des secousses de ces dernières années, que la misère aura disparu des campagnes, que le calme et le confortable se répandront plus rapidement dans les différentes régions, que les causes d'avortement auront diminué avec les maladies vénériennes, et que les Malgaches auront appris à pratiquer l'hygiène et à *bien vivre*, dans le sens le plus élevé du mot [1] ».

C'est pourquoi, outre l'installation des hospices de cercle ou de secteur, des distributions de médicaments, vêtements,

---

[1] Instructions sur l'organisation de l'assistance publique et de l'hygiène indigène à Madagascar (*loc. cit.*).

vivres furent faites aux mères malades, aux enfants indigents et ayant besoin d'être secourus. « L'essentiel, en un mot, écrivait le Gouverneur général, c'est que les autorités françaises, comme les indigènes de chaque cercle, ne perdent pas de vue l'importance des mesures à prendre pour enrayer la stérilité des femmes et la mortalité des enfants qui *nuisent considérablement, en ce moment, à l'accroissement de la population en Emyrne.*

ALCOOLISME. — Contre l'ivrognerie, le Gouverneur recommandait d'appliquer avec la dernière sévérité les articles de la loi malgache punissant les Hovas enclins à ce vice, qui a une influence si fâcheuse au point de vue de la natalité et du développement de la population.

Il prit certaines mesures contre la multiplicité des débits de boissons dans les grands centres. Quant aux fabriques d'alcool indigène en Emyrne, elles restent interdites, et tout appareil à distillation trouvé est immédiatement détruit, et son propriétaire poursuivi.

Des droits très élevés frappent les alcools à leur introduction dans l'île ; les distilleries établies dans le pays sont assujetties à des patentes élevées et soumises à un contrôle des plus étroits ; enfin les moulins à cannes, avec lesquels les Malgaches obtiennent leur détestable *betsabetsa*, sont soumis chacun à une taxe annuelle de cent francs. De plus, l'indigène pris en flagrant délit d'ivresse est puni avec la dernière rigueur, de même que le commerce illicite et le colportage clandestin de l'alcool.

« De son côté, écrit M. Beauprez [1], nous devons rendre cette justice à l'ancienne législation hova, que les délits susvisés étaient très sévèrement punis et que nous n'avons eu, pour les réprimer, qu'à appliquer les textes indigènes. »

---

[1] *Revue de Madagascar.* 10 janvier. Informations, p. 45.

Dans les écoles et dans toutes les publications en langue indigène, on s'efforce de flétrir l'abus de l'alcool. Des articles documentés accompagnés de croquis montrent les désastres de l'alcoolisme, l'avilissement de celui qui s'y laisse aller, son incapacité à faire œuvre utile, les maladies qu'il contracte en raison de la faible résistance de son organisme corrodé par le poison ; enfin, son état pitoyable, lorsqu'il est atteint du *delirium*, et le funeste retentissement de son vice sur sa progéniture, toujours rachitique et dégénérée.

Il est certain que les lois malgaches contre l'ivrognerie étaient autrefois terribles. Sous la reine Ranavalo I, il était interdit de fabriquer, vendre et acheter de l'alcool. Un individu trouvé en état d'ivresse était emprisonné la première fois, décapité la seconde.

Sous Ranavalo II, la loi disait : tout individu trouvé en état d'ivresse sera arrêté et condamné à 70 francs d'amende. S'il ne peut pas payer, il sera emprisonné et enchaîné, condamné à des travaux publics dans la journée ; l'amende diminuera de 0,60 centimes par jour jusqu'à ce que le total soit payé.

Dans les hauts plateaux, la loi fut parfaitement observée ; les pasteurs indigènes, les missionnaires anglais faisaient des conférences contre l'alcoolisme dans les églises, *et des sociétés de tempérance* existaient dans la plupart des grandes villes.

Cette loi, nous l'avons dit, est encore en vigueur. Malheureusement, les races autres que les Hovas (des Betsimisarakas, les Sakalavas, les Tanalas), surtout celles qui n'ont pas de communications avec les Hovas, sont adonnées à l'alcool. Peut-être faut-il attribuer à l'insalubrité des pays qu'elles habitent, au désir d'acquérir d'une façon factice l'énergie qui leur manque, faute d'une constitution robuste, leur penchant pour ce vice. Il leur est si facile de fabriquer de l'alcool !

## II. — CE QUI RESTE A FAIRE

Etant donné que la *mortalité infantile*, en France, dépasse le sixième de la *mortalité générale*, et que le tiers de ces décès est *évitable*, MM. Ollive et Schmidt, rapporteurs au Congrès de pédiatrie de Nantes (1901) de la question posée : « *la défense de l'enfant* », déposèrent les conclusions suivantes :

La puériculture doit s'exercer : avant la procréation, pendant la grossesse, après l'accouchement. A chacune de ces époques, l'Etat, la charité privée, le médecin ont un rôle bien déterminé pour la rendre vraiment efficace. Elle ne le deviendra réellement qu'après l'exécution des réformes suivantes :

I. *Avant la procréation.* 1° Règlementation plus sévère de la prostitution, et surveillance plus active des affections syphilitiques pendant le service militaire. 2° Modification des lois sur la vente des alcools, diminution du nombre des cafés, etc. 3° Multiplication de l'enseignement des moyens prophylactiques contre la tuberculose, les maladies infectieuses, les intoxications ; surveillance rigoureuse des ateliers et fabriques (plomb, mercure, etc). 4° Création de sanatoria et d'asiles pour les tuberculeux. 5° Multiplication des ligues antialcooliques, antituberculeuses, création de cantines ouvrières.

Tout cela a été fait ou est en voie d'être fait à Madagascar.

II. *Pendant la grossesse.* 1° Création de la défense légale de la femme enceinte, c'est-à-dire formuler une loi l'obligeant au repos six semaines avant et six semaines après l'accouchement, avec *indemnité de grossesse* à toute mère nécessiteuse, à la condition que l'accouchée allaite son enfant.

2° Fondation dans tous les départements de *maternités secrètes* où la fille-mère puisse, quand elle le voudra, aller cacher sa faute sans craindre d'inquisition administrative. Le nom ne pourra même pas être demandé.

3° Multiplication des œuvres charitables et des moyens d'assistance pendant la grossesse et le travail ; consultations obstétricales, secours pour les opérations d'urgence ; modifications à l'enseignement des sages femmes.

III. *Après la naissance.* — 1° Création de la défense légale du nourrisson par le vote d'une loi établissant l'obligation, pour tout nourrisson de 0 à 1 an, d'un certificat médical, exigible tous les mois en hiver, tous les quinze jours en été. 2° Création de consultations gratuites pour nourrissons, de crèches municipales et industrielles où, sans augmentation de la durée de son travail ou sans diminution de son salaire, l'ouvrière viendra, à heures fixes, allaiter son enfant. 3° Création d'*asiles d'enfants assistés*, complément nécessaire de l'asile secret de la grossesse ; secours d'allaitement en nature, pour toute femme pauvre. — Éviter, dans la distribution du lait par les *gouttes de lait*, l'abus d'une trop grande distribution de lait stérilisé, parce que la mère serait ainsi incitée à ne pas nourrir.

A cette œuvre collaborent déjà les asiles-ouvroirs pour les femmes enceintes ou récemment accouchées, les Sociétés de protection de l'enfance, de patronage des orphelins, les écoles professionnelles, etc.

Une statistique du docteur Queirel démontra la nécessité mathématique d'hospitaliser les femmes enceintes un ou deux mois avant l'événement. Sur 800 accouchements observés chez des femmes ayant pu se reposer pendant le dernier mois de la grossesse, le nouveau-né pesait, en moyenne, 3.215 grammes. Mais chez les nouveau-nés des femmes entrées dans le service au moment du travail, ou à peu près, la moyenne du poids n'était que de 2.800 grammes.

Nous rappellerons que cette hospitalisation a été réalisée à Tananarive par la création de la maternité Villette, déjà citée.

Le docteur Pinard recommanda surtout que les parents fussent sains de corps et d'esprit avant la procréation. À ce sujet, nous avons montré qu'à Madagascar les mesures contre l'alcoolisme, contre la tuberculose (*Instruction* du 19 mai 1900), ont été déjà prises. L'habitude même de *fumer le chancre* était punie par le code malgache. L'avenir de la race étant « fonction de la graine », il faut que la graine soit saine.

M. Pinard est ennemi des crèches (il y a agglomération ; il n'aime pas les *gouttes de lait* ; elles encouragent la mère à ne pas nourrir. Et, à l'exemple de son ami Brieux[1] le distingué professeur, condamné les mères « *dont tout le monde voit le sein, excepté leurs enfants* ». Il voudrait que l'on fît comprendre de bonne heure à la jeune fille que les seins sont donnés à la femme pour l'allaitement. Pour lui, la défense de l'enfant réside dans ce principe : ne pas séparer l'enfant de la mère.

C'est ici, en effet, que l'on peut appliquer dans toute sa vérité ce dicton de mon pays :

*Mpivarotantely mividy sakay mirarotra mamy ho an'olonka-fa mividy mangidy ho an'ny tena.*

« Le marchand de miel qui achète du piment, vend aux autres la douceur, et prend pour lui l'amertume »[2].

---

[1] *Les Remplaçantes.*

[2] Ce que l'on peut traduire : « La mère qui a du bon lait, et qui donne une nourrice mercenaire à son fils pour allaiter elle-même un nourrisson étranger, vend aux autres le bon lait, et prend pour son fils un lait suspect ».

Dans mon pays, la nourrice mercenaire est à peu près inconnue. Exceptionnellement, c'est par amitié, par déférence que les malgaches procurent aux Européens ou à leurs concitoyens indigènes des nourrices malgaches, la mère étant épuisée par le climat ou la maladie.

Ils trouveraient immoral qu'une mère bien portante, poussée par l'appât du lucre, expédiât son fils, comme en Europe (en Italie surtout), à une nourrice éloignée qui lui fournirait son lait à bon marché, tandis qu'elle lui refuserait son excellent lait de mère pour le vendre plus cher à un nourrisson étranger. Et c'est pourquoi, chez nous, les mères se font gloire de garder leurs enfants et de les nourrir [1].

D'ailleurs, la plus grande joie qui puisse arriver à un Malgache, c'est la naissance d'un enfant. Les ancêtres nous ont enseigné que le plus grand devoir de l'homme et le principal but de la vie était d'avoir des rejetons. Quoi de plus triste pour nous, quand nous sommes riches, que de songer que nous ne pourrons pas laisser les biens amassés à des êtres sortis de nos flancs ?

Du temps de nos rois Andrianampouinimerne et Lehidama, un mari dont la femme arrivait au dernier terme de la grossesse était dispensé de toute corvée, même de ses devoirs militaires.

---

[1] Ce désir de nourrir est si général que, selon un usage touchant, les visiteurs apportent à la jeune mère un cadeau de menue monnaie appelé : *Pour acheter des crevettes* — hividianam-patsa —, et la nouvelle accouchée boit du bouillon de crevettes, qui est réputé avoir des propriétés galactogènes.

## Les ligues

Pour aboutir, pour rendre effectifs les résultats recherchés par les Congrès de pédiatrie, des ligues se sont formées en France ; elles se chargent de la mise à exécution.

1° C'est d'abord *la Ligue pour réprimer les fraudes commises aux dépens de l'alimentation publique*, sous la présidence de M. J.Cruppi, ancien avocat général à Paris, député de la Haute-Garonne.

Parmi toutes ces fraudes, il n'en est pas de plus criminelle que la sophistication du lait.

Sur 18.000 enfants enlevés tous les ans à Paris par la diarrhée infantile, 7.000 périssent par suite de la falsification du lait. La fraude est encore plus criminelle en province et chaque année la France perd ainsi 80.000 petits êtres [1]. Et les parents pleurent leurs enfants. Mais, comme dit le proverbe malgache,

Ranomaso tsy mahatana aina.
*Les larmes n'empêchent pas la vie de quitter le corps.*

2° C'est pourquoi fut fondée récemment la *Ligue contre la mortalité infantile*, Société d'étude, de propagande et d'action, destinée à combattre par tous les moyens possibles la mortalité excessive et évitable des enfants du premier âge.

Son président est le vénérable Dr Th. Roussel, auteur de la loi généreuse qui porte son nom (*Loi sur la protection du premier âge*). — C'est aux initiatives privées qu'il appartient, en premier lieu, d'agir : il faut d'abord leur démontrer qu'elles font bien, elles doivent en donner des preuves

---

[1] Renseignements empruntés au journal le *Matin*, à la suite de la campagne qu'il mène contre les falsificateurs du lait.

rigoureuses, scientifiques. Cela fait, les communes, les départements, l'Etat, assurés qu'ils ne sont pas exposés à faire fausse route, favoriseront ces initiatives et les imiteront.

C'est ce qui est arrivé pour la ville de Paris et le département de la Seine : et dans la capitale, la mortalité infantile va diminuant. Alors que pendant les grandes chaleurs des années précédentes, la mortalité par diarrhée atteignait les chiffres de 150, 200 et 250 par semaine, en 1901 elle n'a pas dépassé une fois le chiffre de 100. C'est pourquoi le conseil municipal de Paris et le Conseil général de la Seine ont apporté leur concours à cette ligue [1].

Des enquêtes ont été ouvertes pour rechercher les causes de la mortalité infantile en tel ou tel endroit; suivant les résultats de ces enquêtes, la ligue préconisera les différents moyens à employer, et se mettra à la disposition des municipalités pour aider à leur mise en pratique.

Le Conseil d'administration de la *Ligue contre la mortalité infantile* comprend des professeurs de la Faculté de médecine et des hôpitaux de Paris, s'occupant particulièrement des maladies de l'enfant, des professeurs de pédiatrie des diverses facultés de France. C'est notre savant président de thèse, M. le professeur Baumel, qui représente la médecine pédiatrique de l'Ecole de Montpellier au sein de cette ligue.

Ces ligues auront encore à s'occuper du secret des maternités, des secours à donner aux filles mères. Elles feront connaître par des publications répandues à profusion qu'on ne peut être assuré d'avoir du lait insoupçonnable que lorsqu'il provient de vaches soumises à l'épreuve de la tuberculine. Suivant les pays, on a trouvé de 25 à 60 % de vaches laitières réagissant à la tuberculine. Une vache peut avoir une fort belle performance et être tuberculeuse. En

---

[1] Voir *Progrès médical*, (1er mars 1902).

1892, le bœuf gras de Marseille fut saisi comme tuberculeux (H. Bertin-Sans).

Ces lignes montreront enfin la nécessité de la *stérilisation* du lait après le trait, dans certaines conditions de climat, de saison, de conservation du lait. Elles recommanderont l'usage des couveuses artificielles qui rendent tant de services (couveuses Hutinel, Diffre, etc.).

Sous de pareils auspices, la mère et l'enfant trouveront dans la société tous les secours que les peuples civilisés doivent à ces êtres faibles, qui sont les garanties de l'existence d'une nation, et en particulier de la repopulation de Madagascar.

# CONCLUSION

Ici finit cette thèse.

On en excusera les longueurs ; elles s'imposaient, vu la grandeur de l'œuvre entreprise à Madagascar.

Ma tâche était délicate ; c'est pourquoi je me suis efforcé de parler des coutumes de mon pays, en montrant que ces coutumes ne sont pas toujours méprisables ; c'est pourquoi aussi j'ai rendu un sincère hommage aux efforts des Français pour améliorer le sort de mes compatriotes

Il y a dans mon pays, en dehors de l'Imérina, deux grands fléaux : l'ignorance et les sorciers : ceux-ci dépendent de cela. Aussi les Houves ont-ils accueilli avec plaisir tous ceux qui, missionnaires, professeurs ou industriels, leur apportaient les bienfaits de l'instruction.

Si le travail manuel nous déplaît en principe, du moins au témoignage des voyageurs européens, l'âme Houve, d'après les mêmes témoignages, est pleine d'ardeur pour les travaux de l'esprit ; et, s'il est vrai, d'après leurs récits, qu'en Europe il faut fouetter les enfants pour les faire aller à l'école, il faudrait plutôt, chez nous, les fouetter pour les empêcher d'y aller.

J'espère donc, avec tous les vrais Malgaches, que l'instruction se répandant partout à Madagascar, grâce aux créations de M. le Gouverneur général, l'ignorance, les sorciers, les préjugés disparaîtront sur la côte, l'hygiène s'améliorera, le progrès pénètrera partout ; avec une vie meilleure, l'aisance se répandra, et la repopulation se fera, chez un peuple où l'esprit de famille tient lieu de religion, avec le culte des Aïeux.

L'Ancêtre a dit :

« Honore ma mémoire ; viens me retourner tous les ans sur le lit de pierre où je sommeille, et enveloppe-moi d'un lamba neuf ; moyennant quoi, je te protégerai dans toutes tes entreprises. »

Que l'Esprit de mes ancêtres me rende mes juges favorables dans ma dernière épreuve, comme ils ont bien voulu l'être, au cours de mes études solitaires et silencieuses.

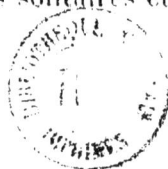

# TABLE DES MATIÈRES

Pages

Avant-Propos.................................................... 5

Introduction. .                                                    7

CHAPITRE I...................................................... 10

   Géographie. .    ............................................ 10
   Ethnographie ...    ......................................... 10
   Climatologie.................... ... ..................... 11
   Psychologie des Malgaches..   ......... .   .......... 23

CHAPITRE II. —  **Des principales causes de dépopulation
à Madagascar....................** 28

  TITRE I. — Causes d'ordre politique et social... .... 29

        § 1. Le tanghin................. 29
        § 2. Le fahavalisme................. 33
        § 3. Les bourjanes ................... 34

  TITRE II. — Causes hygiéniques et médicales.......... 38

     Population statique...................... 38
       Natalité..  ........................... 39
       Mortalité...................... 39
       A. *Maladies inévitables*...... .......... 41
       B. *Maladies évitables*................. 41
     § 1 M. des voies respiratoires.... . ....... 42
     § 2. Syphilis......................... 50
       Hérédo-syphilis................. 59
       Observations I. II. III............. 63
       Morti-natalité...... .... .......... 72
       Avortements..................... 72
       Fondations humanitaires............. 75

Pages

§ 3. Gastro-entérite infantile ... .......... 76

Gros ventre......... .. ........... 87

Observation IV .. . ................... 88

Athrepsie........................ ....... 90

Observation V........ ... ... ... 91

Débilité congénitale.... .. ... ..... 93

Rachitisme..... .. ........ .. ..... 94

§ 4. Paludisme........ . ... .... .. 96

§ 5. Fièvres éruptives .. . .. . ....... 102

CHAPITRE III. — **Mortalité comparée et Puériculture**... 104

Mortalité comparée........ .......... 104

Puériculture.... ...................... 110

§ 1. Mesures déjà prises................. . 111

§ 2. Ce qui reste à faire. — Les Congrès de
Pédiatrie . ........ ... ......... 125

Les Ligues..... ................. .. 129

CONCLUSION.... . ........ .............. .......... 132

# SERMENT

En présence des Maîtres de cette École, de mes chers Condisciples et devant l'effigie d'Hippocrate, je promets et je jure, au nom de l'Être Suprême, d'être fidèle aux lois de l'honneur et de la probité dans l'exercice de la Médecine. Je donnerai mes soins gratuits à l'indigent et n'exigerai jamais un salaire au-dessus de mon travail. Admis dans l'intérieur des maisons, mes yeux ne verront pas ce qui s'y passe ; ma langue taira les secrets qui me seront confiés et mon état ne servira pas à corrompre les mœurs ni à favoriser le crime.

Respectueux et reconnaissant envers mes Maîtres, je rendrai à leurs enfants l'instruction que j'ai reçue de leurs pères.

Que les hommes m'accordent leur estime si je suis fidèle à mes promesses.

Que je sois couvert d'opprobre et méprisé de mes confrères si j'y manque.

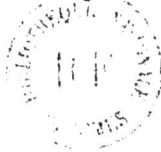

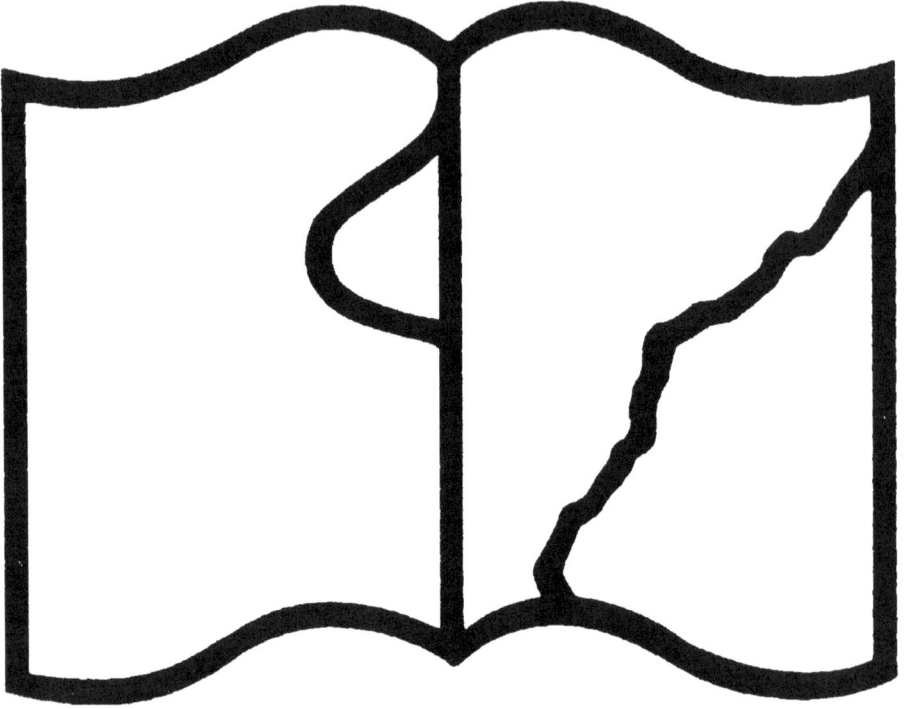

Texte détérioré — reliure défectueuse

**NF Z 43**-120-11

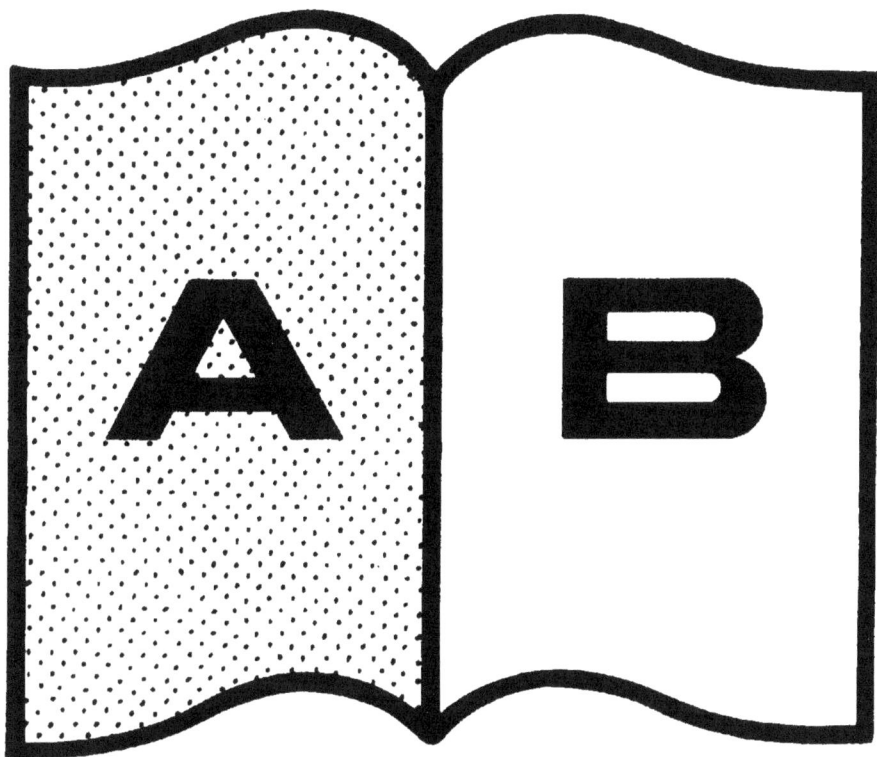

Contraste insuffisant

**NF Z 43**-120-14

www.ingramcontent.com/pod-product-compliance
Lightning Source LLC
Chambersburg PA
CBHW062020200326
41519CB00017B/4862